MANUAL DE SIMULACIÓN EN TC PARA RADIOTERAPIA

HELBER CORTÉS SOLÓRZANO
CENTRO DE CONTROL DE CÁNCER

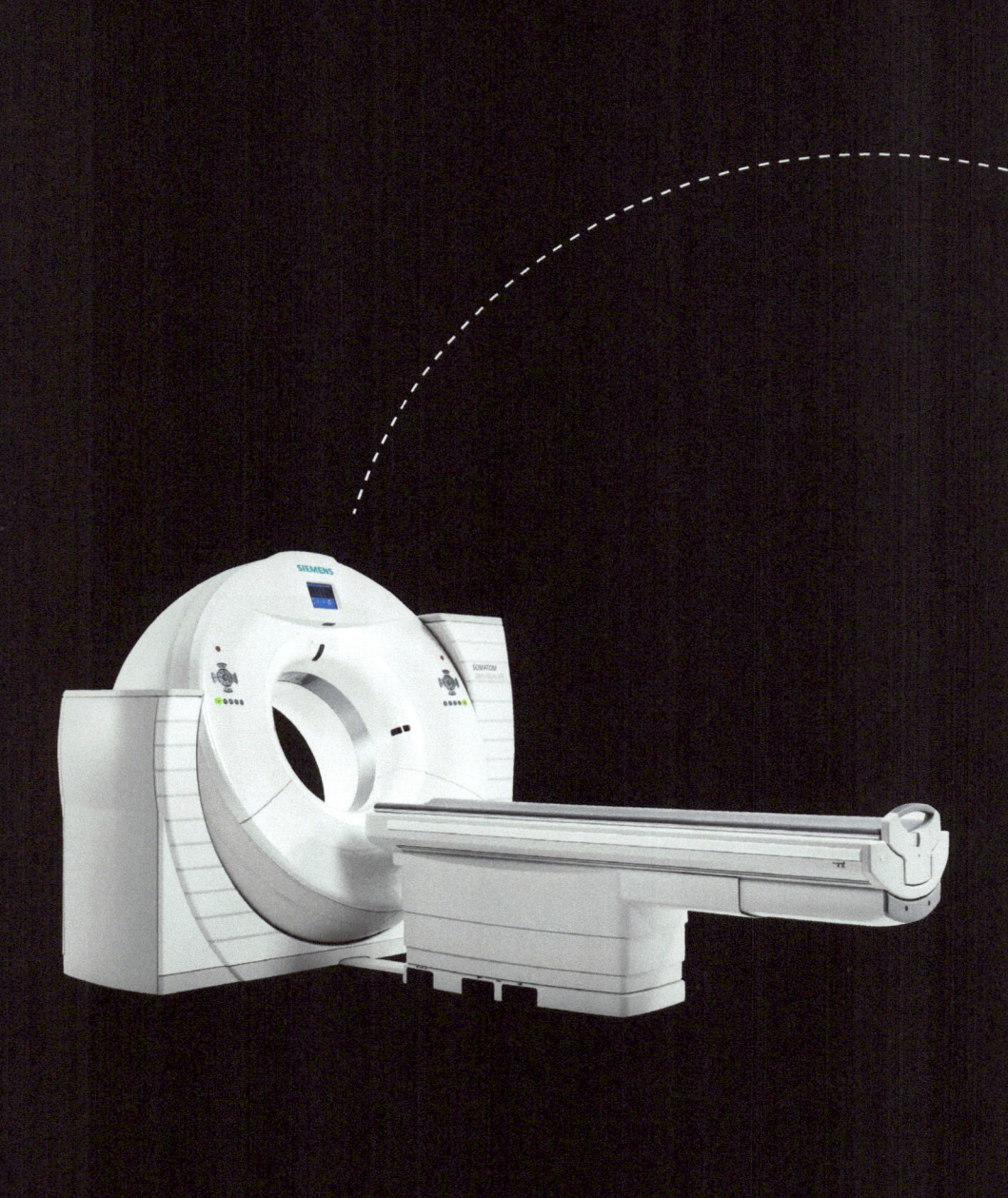

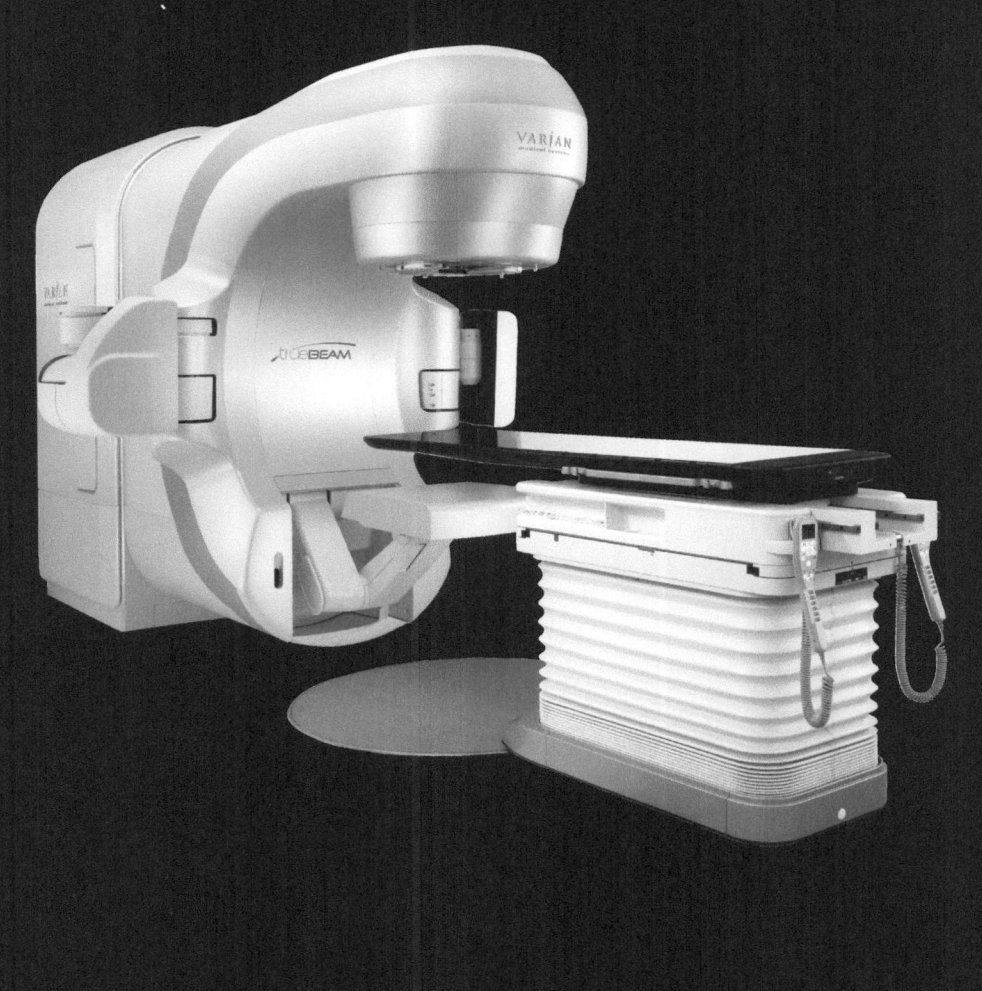

Investigación y textos
Helber Humberto Cortés Solórzano

Revisión técnica
Grupo radioterapia y física médica
Centro de Control de Cáncer

Ilustración
Nicolás Casas Cortés

Modelo en fotografías de simulación
Ana Catalina Cortés Rodríguez

Corrección de estilo, Fotografías y Diseño Gráfico
Lina María Botero
Criteria Estudio de Diseño
www.linabotero.com

Primera edición 2013
Panamericana Formas e Impresos S.A.
IMPRESO EN COLOMBIA – PRINTED IN COLOMBIA

Segunda edición 2016
Printed by CreateSpace, an Amazon.com Company
IMPRESO EN ESTADOS UNIDOS – PRINTED IN THE US

ISBN Primera edición impresa: 978-958-58005-0-2
ISBN Segunda edición impresa: 978-1530894345

CENTRO DE CONTROL DE CÁNCER LTDA.

BOGOTÁ, COLOMBIA, 2013

Colaboradores

ARMANDO GAITÁN — Médico Oncólogo Radioterapeuta.
Universidad de Toronto, Hosp. Princess Margareth.
Grupo de radioterapia Centro de Control de Cáncer - Clínica del Country.

FELIPE TORRES — Médico Oncólogo Radioterapeuta.
Universidad Javeriana, Instituto Nacional de Cancerología.
Grupo de radioterapia Centro de Control de Cáncer - Clínica del Country.

IVÁN BOBADILLA — Médico Oncólogo Radioterapeuta.
Universidad Javeriana, Instituto Nacional de Cancerología.
Grupo de radioterapia Centro de Control de Cáncer - Clínica del Country

JAIDER VÁSQUEZ — Magíster en Física Médica.
Instituto Venezolano de Investigaciones Científicas, OIEA.
Coordinador Grupo de Física Médica - Centro de Control de Cáncer.

JUAN ARBELÁEZ — Médico Oncólogo Radioterapeuta.
Universidad Javeriana, Instituto Nacional de Cancerología.
Grupo de radioterapia Centro de Control de Cáncer -Clínica del Country.

PAULO QUINTERO — Magíster en Física Médica.
Universidad Nacional de Colombia.
Grupo de Física Médica Centro de Control de Cáncer - Clínica del Country.

RICARDO CENDALES — Médico Oncólogo Radioterapeuta.
Universidad Javeriana, Instituto Nacional de Cancerología.
Grupo de radioterapia Centro de Control de Cáncer - Clínica del Country.

RICARDO ESPAÑOL — Magíster en Física Médica.
Universidad Nacional de Colombia.
Grupo de Física Médica Centro de Control de Cáncer.

Una guía práctica que describe los
procedimientos para realizar
simulación en TC

HELBER HUMBERTO CORTÉS SOLÓRZANO
Físico Médico
Grupo de Física Médica - Centro de Control de Cáncer Ltda.
Bogotá, Colombia, 2013

Contenido

Prefacio

La radioactividad natural y la producción artificial de Rayos-X son descubrimientos de finales del siglo XIX. Muy pronto en Francia y Alemania, en los albores del siglo XX, se comenzaron a investigar sus aplicaciones médicas que se generalizaron al resto de Europa y América. Ya en 1920 se habían constituido centros de tratamiento con Radium (Curieterapia y Telecurieterapia) y con la aplicación de Rayos-X (Roentgenterapia) en París, Londres, Estocolmo, Nueva York y otras grandes ciudades. Los esposos Pierre y Marie Curie, ganadores del premio Nobel de Física, descubrieron el Radium en Francia y el pionero de sus aplicaciones fue el Profesor Claude Regaud.

El 21 de Enero de 1920 se realizó en Bogotá la primera aplicación de Radium con fines medicinales. El Doctor Roberto Sanmartín Latorre en conjunto con los doctores Ricardo Calvo Cabrera, Pompilio Martínez, Rafael Ucrós, Manuel Antonio Cuéllar y Alfonso Esguerra, conformaron el grupo pionero en esta disciplina. El Dr. Esguerra hizo la primera publicación sobre el uso de la radioterapia en Colombia en 1927, en el que describe indicaciones novedosas en el mundo como la aplicación de la curieterapia en el tratamiento del rinoescleroma. El 2 de febrero de 1920 los doctores Sanmartín y Ucrós establecieron el primer servicio de radiumterapia en el Hospital San Juan de Dios de Bogotá.

En Noviembre de 1928 Colombia contó con la visita del Profesor Claude Regaud. De esta visita se recibieron recomendaciones para la formación de un instituto especializado en las aplicaciones médicas de la radioactividad con los últimos adelantos de la época. Lamentablemente los planes se vieron demorados por los trastornos políticos del momento, incluyendo la guerra entre Colombia y Perú.

En 1934, gracias a los sobrantes de las joyas donadas por las mujeres colombianas para financiar la guerra contra el Perú, se logró completar el presupuesto y se inauguró el Instituto de Radium en Bogotá. En ese momento la dotación del Instituto contaba con la segunda Cúpula de Radium en el mundo –la otra se encontraba en París– con Radium para curieterapia y con los más modernos equipos de ortovoltaje llamados de Roentgenterapia, todos destinados al tratamiento del cáncer y de algunas otras enfermedades. El Instituto de Radium se erigió entonces a la vanguardia de la radioterapia de América Latina.

Íntimamente relacionada con la radioterapia se desarrolló la oncología, de manera que en Colombia y en el mundo se consideran como una sola especialidad. El ejercicio y la enseñanza de la oncología son desde entonces parte esencial de la radioterapia.

Esas mentes inquietas e innovadoras, herederas de los Curie, de Regaud y los demás pioneros, nacieron a la especialidad con la mejor tecnología de la época y se encargaron de mantener a Colombia a la vanguardia del conocimiento de la oncología y de la radioterapia. Gracias a ellos se establecieron las especializaciones en las diferentes ramas médicas de la oncología.

En 1995 se reunió un grupo de oncólogos radioterapeutas y se formó la sociedad CENTRO DE CONTROL DE CÁNCER con el objeto de poner a la disposición del sistema de salud la experiencia científica y su capacidad técnica para brindar a los usuarios una óptima atención oncológica. En 1998 se decidió adquirir equipos de alta tecnología para poder prestar los servicios de radioterapia al nivel de los centros más avanzados conocidos.

En la era de los computadores el desarrollo de los equipos de radioterapia ha sido vertiginoso. Los equipos son cada vez más versátiles, precisos y sofisticados.

Los desarrollos de las imágenes de medicina junto a la Tomografía Computarizada, la Resonancia Magnética Nuclear, la Tomografía por Emisión de Positrones, etc. han servido de complemento importantísimo en el desarrollo de la radioterapia moderna. Afortunadamente en Colombia contamos con estos adelantos que se han podido incorporar a la tecnología de punta de la radioterapia. En el Centro de Control de Cáncer, contamos con tecnología de fusión de imágenes de manera que se pueden combinar estos desarrollos maravillosos en la tecnología de imágenes diagnósticas, con las capacidades sorprendentes de la radioterapia moderna. Es tal el desarrollo de la especialidad, que desde 1998 hasta la fecha, el Centro de Control de Cáncer ha actualizado 3 veces su dotación de equipos con el propósito de mantenerse a la vanguardia de la radioterapia.

Hoy en día el Centro de Control de Cáncer adicionalmente cuenta con los mejores equipos de teleterapia y braquiterapia instalados en amplias y modernas instalaciones. El objeto primordial del Centro es el desarrollo de la excelencia en el cuidado médico global del paciente, utilizando nuevas estrategias multidisciplinarias. Adicionalmente tiene como propósito servir y convertirse en centro de referencia para la innovación e implementación de nuevas técnicas en la planeación y administración de los tratamientos.

Pero nada de esto es posible sin el elemento humano idóneo. Conscientes de la evolución de la radioterapia y de sus necesidades futuras, el Centro se ha preocupado por participar en la formación de Tecnólogos en radioterapia, de Enfermeros Oncólogos y de Físicos Médicos, así como en diferentes programas de oncología para médicos especialistas con el objeto de formar el personal necesario para la práctica moderna de la radioterapia. Esto hace que la radioterapia ya no sea labor de una persona sino que ahora es manejada por un grupo multidisciplinario altamente especializado.

Armando Gaitán Gaitán

Introducción

Gracias a los avances en computación de las últimas décadas, a los desarrollos de los sistemas de cálculo y visualización en los sistemas de planificación de tratamientos (TPS), así como a la aparición de un formato estándar de imágenes digitales conocido como DICOM, hoy es posible hacer uso de las imágenes de tomografía computadorizada (TC) para la simulación de tratamientos.

La simulación convencional basada en imágenes planares (ya fuese con Rayos-X convencionales o contornos geométricos del paciente), han sido remplazados poco a poco, y en algunos centros en su totalidad por técnicas modernas de adquisición y procesamiento de datos, los cuales nos permiten una reconstrucción 3D, no solo de la geometría externa, sino de la anatomía particular de cada paciente. La realización de este proceso ha sido denominado "simulación virtual" para tratamiento en tres dimensiones (3D) y en los equipos que cuentan con la capacidad de procesar imágenes, aumentando la variable temporal (4D).

El primer capítulo está dedicado a hacer una pequeña introducción y acercamiento a los procesos de simulación, por lo que es necesario el entendimiento del funcionamiento elemental del tomógrafo de simulación, sin profundizar en los aspectos matemáticos y físicos de la reconstrucción de imágenes.

Actualmente existen dos líneas de proceso de simulación con TC, estas dependen de la infraestructura y el tiempo requerido para finalizar la simulación. La primera línea –y tal vez la más empleada– requiere un menor tiempo de procesamiento y es tal vez la más cómoda para el paciente; la segunda línea permite una marcación del centro de campo de tratamiento el día de la simulación, por lo que en términos generales disminuye el tiempo de máquina el día del inicio. Estas líneas serán descritas en detalle en el primer capítulo.

Sedes Centro de Control de Cáncer

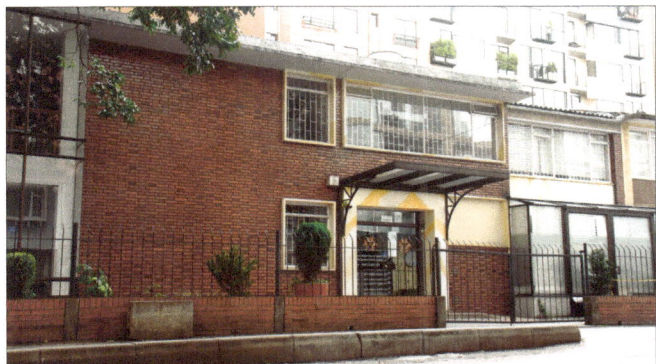

Izquerda
Sede 1, Calle 85.

Abajo Izquerda
Sede 2, Calle 83A.

Abajo Derecha
Sede 3, Calle 84.

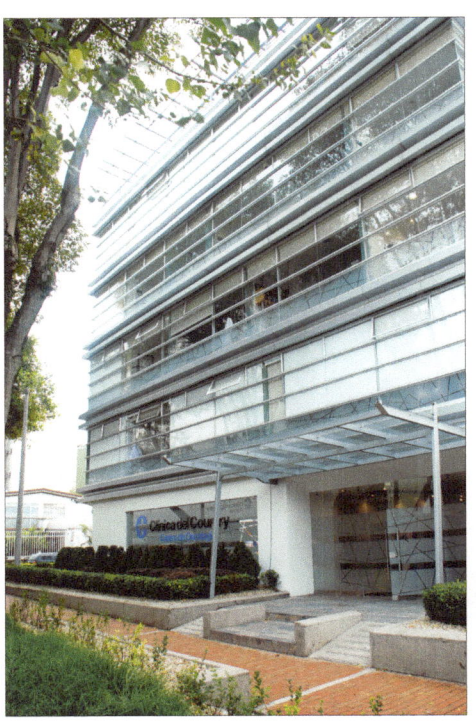

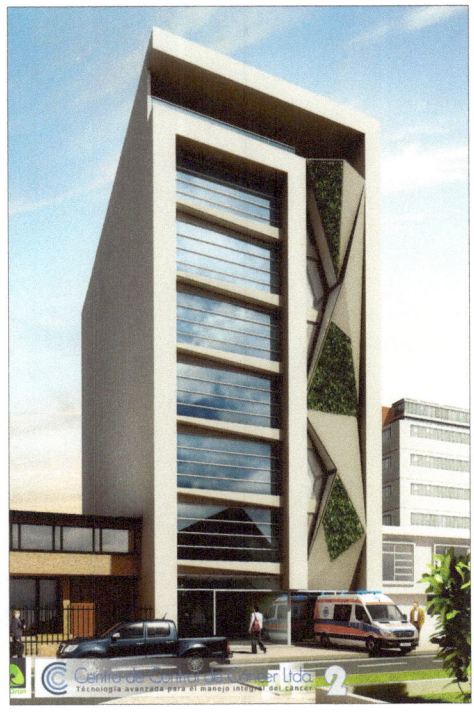

1. Consideraciones básicas

1.1. Generalidades

La imagen tomográfica de un objeto usando Rayos-X, es el resultado del procesamiento matemático de la información de la absorción del haz a lo largo de su trayectoria. En general, la imagen de un plano tomográfico es el resultado de un complejo modelo numérico, el cual permite el cálculo del coeficiente de absorción en dos dimensiones, usando la superposición de los cálculos de trayectorias del haz en diferentes ángulos. Los valores numéricos correspondientes son usados de forma simple por un algoritmo de reconstrucción de la siguiente forma: un haz de radiación con una intensidad inicial atraviesa a lo largo de su trayectoria un espesor de material el cual produce una atenuación. Si asociamos un valor de atenuación promedio a lo largo de esa trayectoria, podríamos obtener el valor promedio de la atenuación de ese medio, y esta información nos brindaría la densidad media del objeto en esa trayectoria así como también no nos brindaría información de la atenuación en cada punto del objeto.

Si queremos información sobre el valor de la densidad en cada punto, debemos recurrir a realizar múltiples proyecciones tomográficas con diferentes trayectorias. Estas trayectorias son generadas por un muestreo rotacional del tubo y así finalmente podríamos calcular el valor medio de un elemento de área específico del objeto, el cual llamamos pixel, localizado en un plano axial con coordenadas X,Y y con una dimensión de área, y debido a que el tamaño del área de la sección transversal del detector no es despreciable, entonces capturamos información del elemento de volumen correspondiente a esta área multiplicado por el ancho de detección y lo denominamos Voxel. El desplazamiento del objeto nos permitirá obtener información del valor medio de la atenuación de la sección de muestreo de Voxel y una nueva coordenada Z, dándonos así la información de las coordenadas (x,y,z) con dimisiones de volumen, lo cual produce una reconstrucción 3D del objeto en función de las características del haz de radiación, los detectores del haz trasmitido y el movimiento del objeto.

Un TC para simulación en radioterapia en términos generales consta de un tubo de Rayos-X, un arreglo de detectores que giran concéntricamente alrededor de una posición virtual conocida como isocentro con coordenadas (x,y,z) cero. Estos elementos están albergados en el gantry. El giro del tubo de rayos producirá las diferentes proyecciones para obtener los valores de los pixel (x,y,z). Se requiere una camilla adecuada para que la posición del paciente en TC siendo igual a la posición del paciente en el equipo de tratamiento (Figura 1). Esta camilla de precisión genera el desplazamiento en el plano para finalmente tener un muestreo del espacio (x',y',z'), un sistema de láser estático o móvil que referencia los planos axial, coronal o sagital para la alineación y marcación del paciente. La camilla y el gantry son controlados por una estación de adquisición y las imágenes son procesadas en la misma estación o una estación diferente de computo con un módulo de reconstrucción y procesamiento de datos.

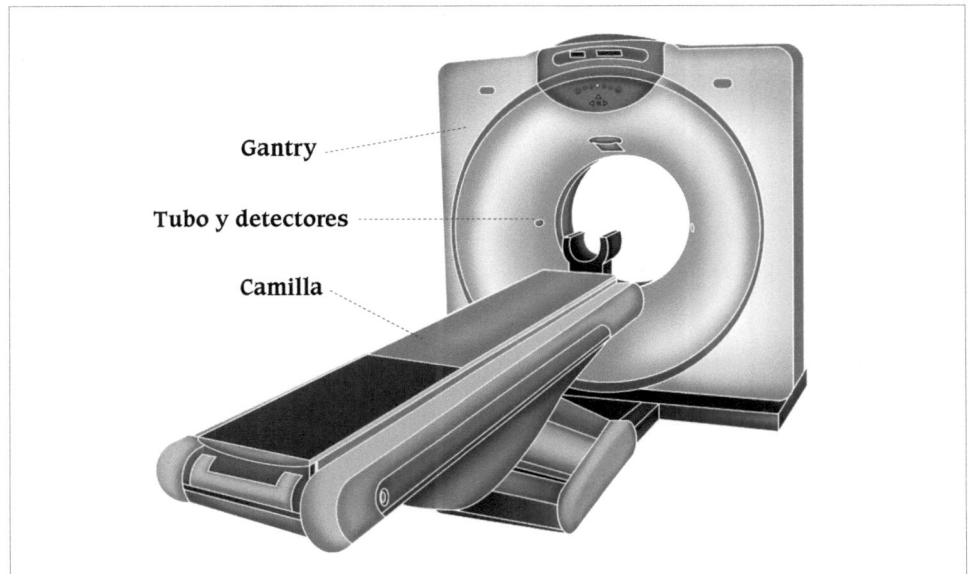

Figura 1. Partes de un TC

El tubo de Rayos-X es un dispositivo que se basa en la radiación de frenado y característica producida en el ánodo, al interactuar con un flujo de electrones dirigidos por un campo eléctrico desde un cátodo (Figura 2). La radiación producto de la desaceleración que sufren los electrones dirigidos al interactuar con el campo eléctrico del núcleo de los átomos del ánodo se ve representada por la generación de Rayos-X de frenado. La radiación producto del intercambio de los niveles de energía de los electrones de las capas externas hacia las capas internas, son los que se denominan Rayos-X característicos.

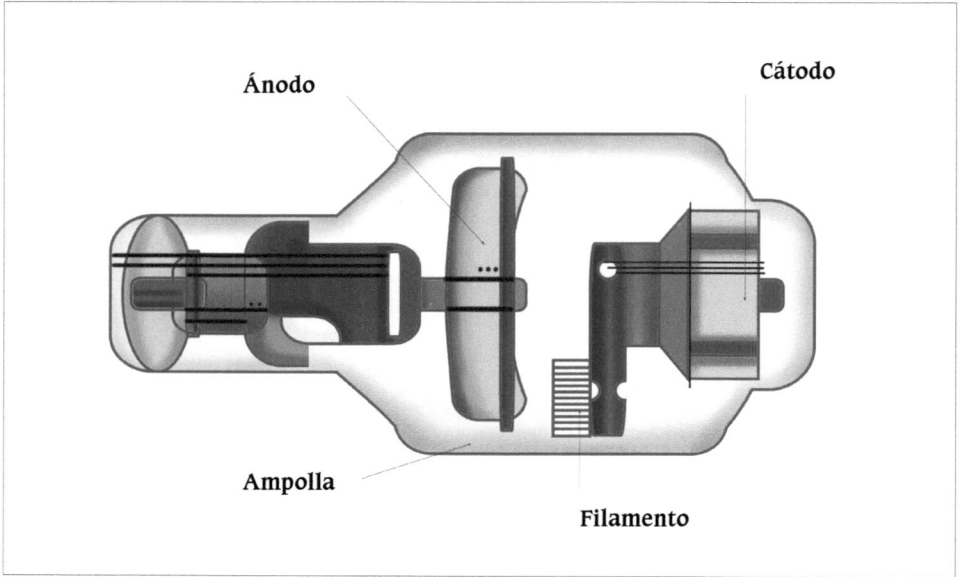

Figura 2. Tubo de RX de un TC

Este tipo de interacciones generan altas temperaturas por lo que se requieren condiciones especiales de refrigeración. Si pensamos en este proceso dentro de una rutina de simulación, la tasa de calentamiento del tubo dependerá del número de imágenes realizadas por estudio y del tiempo de adquisición. En radioterapia se requieren espesores de imagen desde 2 mm hasta 10 mm. La recomendación general sobre el tamaño del gantry es que ofrezca una apertura de más de 70 cm con un campo de reconstrucción superior a los 45 cm, permitiendo así la localización de casi todas las técnicas. Sin embargo, el uso de tomógrafos convencionales es una opción y solo se requiere la adaptación de las técnicas al tamaño del gantry.

Los colimadores y atenuadores son dispositivos ubicados bajo el tubo en dirección del haz que actúan como filtros y atenuadores para limitar el rango de energía y el alcance físico que llega a los detectores. El colimador permite garantizar espesores de corte deseados y los atenuadores brindan homogeneidad en el haz. Los detectores reciben los Rayos-X transmitidos después que atravesaron el cuerpo del paciente y los convierten en una señal eléctrica.

Existen 2 tipos de detectores:

Los detectores de gas son cámaras que contienen un gas altamente ionizante a alta presión y un par de placas cargadas positiva y negativamente. El rayo entrante ioniza el gas y los electrones son atraídos por la placa cargada positivamente. Luego, la corriente generada es proporcional a la cantidad de rayos absorbidos.

Los detectores de estado sólido están hechos de un material cerámico que convierte los Rayos-X en luz. El detector tiene a su vez un fotodiodo, que convierte la luz en una señal eléctrica, proporcional al número de fotones de Rayos-X. La intensidad de la señal eléctrica dependerá de la energía detectada, es decir que puede identificar varios niveles de energía provenientes de las atenuaciones que ocurren entre los fotones emitidos y los diferentes tejidos de un paciente y a partir de esto, relacionar dichas atenuaciones con la forma del volumen escaneado que será muestreado desde diferentes ángulos hasta completar una vuelta del tubo y así generar una imagen de ese corte.

Las diferencias entre las generaciones de tomógrafos que han surgido radican básicamente en la forma de adquisición de la imagen, es decir, las variaciones en el número de detectores, el número de ángulos necesarios para la reconstrucción y por consiguiente, los movimientos de camilla necesarios para estos requerimientos.

La primera generación solo cuenta con un detector diametralmente opuesto que responde a la atenuación de 160 trayectorias posibles del haz, requiriendo el muestreo de al menos 180° para un único corte, es decir, una sola posición de camilla.

La segunda generación es similar a la anterior en cuanto a los movimientos que realiza el equipo, pero este modelo utiliza un haz de Rayos-X con un ángulo de apertura de 5° aproximadamente y un conjunto de detectores (10 a 30), reduciendo el tiempo de barrido.

La tercera generación utiliza un haz de Rayos-X con ángulos de apertura desde 25° hasta 35°, cubriendo toda el área de exploración que es recibida por un arco de detectores (300 a 500) con un gran número de matrices subdivididas que se pueden controlar electrónicamente para un ancho de corte deseado. La calidad de la imagen en función del tiempo de adquisición es superior a las generaciones anteriores.

Los tomógrafos de cuarta generación –a diferencia de los anteriores– se caracterizan por tener un anillo completo de detectores rodeando todo el brazo o gantry del equipo. Existen aquellos en que los detectores se encuentran estáticos mientras el tubo gira independientemente, logrando alcanzar altas velocidades y reduciendo los tiempos de exposición del paciente. Sin embargo, debido a la gran cantidad de detectores utilizados, por un lado se aumenta el espacio que ocupan y por otro, se incrementan los costos. Otra forma de operar esta generación es la rotación del tubo de Rayos-X fuera del anillo de los detectores, los cuales rotan levemente para permitir el paso del haz hacia los detectores opuestos que reciben la información de la imagen para su reconstrucción, logrando imágenes de alta resolución en poco tiempo.

El tomógrafo helicoidal se puede considerar como la quinta generación de tomógrafos, el cual tiene un sistema de rotación constante simultáneo al desplazamiento sincronizado de la camilla. Mediante el desarrollo de software con complejos algoritmos de reconstrucción, se logra representar cortes axiales, sagitales y coronales, a partir de una exploración helicoidal, evitando así discontinuidad en las imágenes. Su mecanismo y forma de adquisición de la señal ayuda a reducir el tiempo de exploración.

Para realizar una exploración helicoidal se combina el movimiento rotatorio del tubo y el movimiento de desplazamiento de la mesa durante el barrido, esta relación es denominada Pitch, la cual aumenta a medida que la espiral de adquisición de la imagen se va alargando. Simultáneamente se disminuye la dosis que puede recibir el paciente, y se mejora de manera importante la calidad de la imagen (Figura 3).

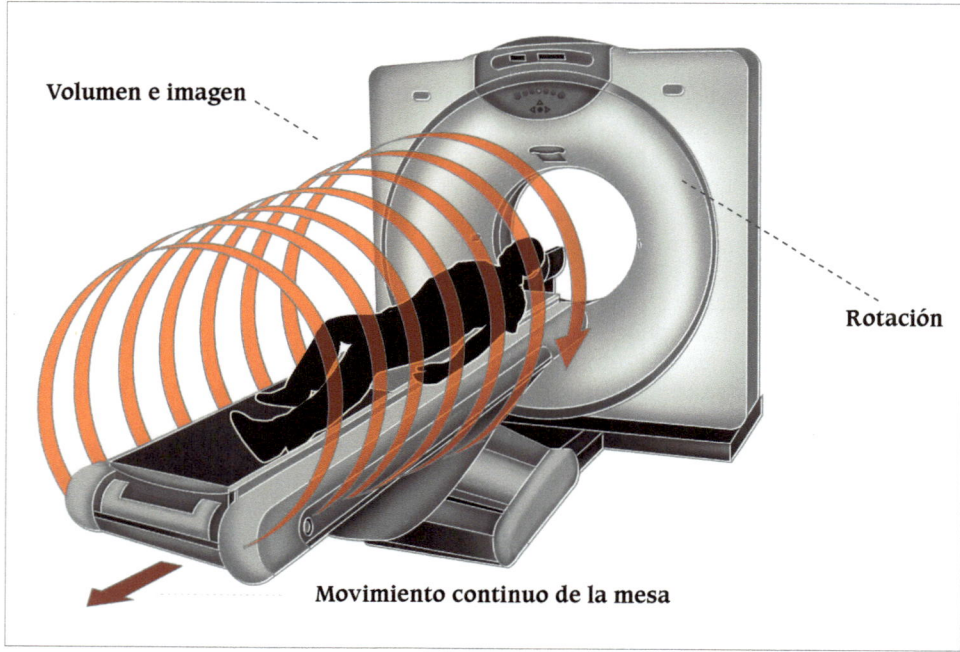

Figura 3. Esquema de un TC Helicoidal

El diámetro de los cortes están dados por un parámetro llamado campo de visión o "Field Of View" (FOV), el cual es el espacio efectivo que alcanza a reconstruir un tomógrafo en condiciones específicas. En los equipos para simulación se recomienda el uso de FOV que cubra todo el contorno del paciente.

En términos generales, la amplitud de la ventana se refiere a la variedad de escalas de grises que puede ofrecer la imagen, la cual está relacionada con la diferenciación de tejidos dentro del estudio. Cada intensidad de gris hace referencia a las Unidades Hounsfield (UH) que relaciona coeficientes de atenuación másicos estimados por la señal eléctrica que recibe el arreglo de detectores por la radiación atravesada que interactuó con el tejido. Se define que 0 unidades Hounsfield corresponden a la densidad del agua, -1000 al aire y +1000 al hueso.

En diferentes equipos estas unidades pueden variar levemente y sin embargo, en aplicaciones para radioterapia es muy importante la garantía de calidad de estas unidades Hounsfield, ya que las densidades que relaciona el tejido son traducidos físicamente en densidades electrónicas que son usadas en el cálculo de la distribución de dosis de los sistemas de planeación (TPS); es decir que una imprecisión en la asignación de las unidades Hounsfield puede cambiar el resultado del cálculo, ya que éste interpretaría que es otro tejido diferente al escaneado. A continuación compararemos un TAC con un TC helicoidal. (Tabla 1).

Tomógrafos Axiales	Características	Tomógrafos helicoidales
Más largo debido a la técnica de muestreo	**Tiempo de adquisición**	Menor tiempo gracias a los métodos de muestreo
Menos artificios, en algunos casos, especialmente comparados con TC menos de 16 detectores	**Artificios**	Equivalennte a axial para tomógrafos con más de 64 cortes
Mejor en algunos casos, especialmente para tomógrafos con menos de 16 detectores	**Calidad de la imagen**	Equivalente en muchos casos. Cerca o equivalente al axial para tomógrafos con más de 64 detectores
Depende del protocolo y sistemas de reducción de dosis del equipo	**Dosis de radiación**	Depende del protocolo y sistemás de reducción de dosis del equipo. Se requiere cautela con la selección del ancho de corte.
Presente en ambos tomógrafos	**Campo de radiación fuera del campo de detección**	Presente en ambos tomógrafos
Mínimo o no existente (El existente es debido al campo de radiación fuera del detector)	**Sobre rango (Irradiación de tejido fuera del campo seleccionado en el margen superior e inferior)**	Todos los TC helicoidales tienen sobre rango. Mejora en algunos TC con optimizaciones
La configuración de los detectores es más estrecha que la de los Body-scan	**Configuración de detectores (N x T mm)**	La configuración de los detectores es más estrecha que la de los Body-scan
Limitado por la configuración del detector, generalmente mayor espesor de corte	**Espesor de la imagen**	Limitado por la configuración de los detectores
Los fabricantes pueden tener recomendaciones específicas según el modelo.		

Tabla 1. Tomógrafos Axiales Vs. Tomógrafos Helicoidales
Tomado de: http://www.aapm.org/pubs/CTProtocols/documents/AdultRoutineHeadCT.pdf

1.2 El Procedimiento de Simulación

La principal consideración para hacer la simulación por TC es la de garantizar la correcta reproducibilidad y comodidad del paciente durante el proceso de toma de imágenes. Esta consideración aplica no solo durante la simulación, sino que debe permitir el mismo grado de inmovilización y comodidad durante el tratamiento. La correcta selección de los accesorios que garantice una cómoda posición e inmovilización del paciente, permitirá una disposición geométrica que facilite la localización y posición de los campos de tratamiento. La selección de éstos impactan directamente en el día a día del tratamiento, pues una incorrecta inmovilización, con el paciente incomodo, disminuye la adherencia y confort de éste, así como un paciente cómodo pero no inmovilizado, hace imposible la utilización correcta de las técnicas de tratamiento. La combinación de las dos variables mencionadas, garantizan la reproducibilidad del día a día y harán que el paciente se encuentre cómodo y confortable durante su tratamiento. El procedimiento de simulación puede ser realizado usando dos métodos.

1.2.1. Metodo de Simulación con Marcación de Referencia

a. Posicionamiento e inmovilización del paciente. Se debe garantizar la selección correcta de los inmovilizadores según condiciones de tratamiento y protocolo.
b. Ubicación de fiducias en un plano de referencia (x,y,z) el cual debe ser de fácil reproducibilidad, usando láser estáticos.
c. Toma del escanograma para verificación y alineación.
d. Definición de origen en el plano de referencia, tamaño de los cortes, límites superior e inferior de los cortes.
e. Definición de la técnica radiológica.
f. Toma de la tomografía. Una vez adquiridas las imágenes, en este método de simulación se realiza una pre-marcación del plano de referencia finalizando así el proceso de simulación con el paciente.
g. Las imágenes son reconstruidas y enviadas al TPS para la delimitación de estructuras y planificación.
h. En la planificación se determinan las nuevas coordenadas del o los centros de campo (x_{iso}, y_{iso}, z_{iso}). Estas coordenadas son relacionadas con la coordenadas iniciales (x_0, y_0, z_0), la diferencia entre las coordenadas del plano (x_{iso}, y_{iso}, z_{iso}) y el plano de referencia, serán los desplazamientos realizados en la maquina el día del inicio. Antes de ejecutar el tratamiento se deben tomar imágenes verificadoras para garantizar la correcta posición de campo.

1.2.2. Método de Simulación con Marcación de Isocentro

a. Posicionamiento e inmovilización del paciente. Se debe garantizar la selección correcta de los inmovilizadores según condiciones de tratamiento y protocolo.
b. Ubicación de fiducias en un plano de referencia (x,y,z) inicial con láser en posición estática.
c. Toma del escanograma para verificación y alineación.
d. Definición de origen en el plano de referencia, tamaño de los cortes, delimitación superior e inferior de los cortes.
e. Definición de la técnica radiológica.
f. Toma de la tomografía. En este método la simulación, una vez adquiridas las imágenes, son reconstruidas y enviadas al TPS para la delimitación de estructuras y localización del o los isocentros de campo. Durante este proceso, el paciente continúa en la maquina sin moverse.
g. En la planificación se determinan las nuevas coordenadas del o los centros de campo (x_{iso}, y_{iso}, z_{iso}). Estas coordenadas son relacionadas con la coordenadas iniciales (x_0, y_0, z_0); las diferencias (o desplazamientos) entre las coordenadas del plano (x_{iso}, y_{iso}, z_{iso}) y el plano de referencia, son enviados a los laser móviles los cuales se mueven a las nuevas coordenadas y se realiza la marcación del paciente.
h. El día del inicio. Antes de ejecutar el tratamiento se deben tomar imágenes verificadoras para garantizar la correcta posición de campo.

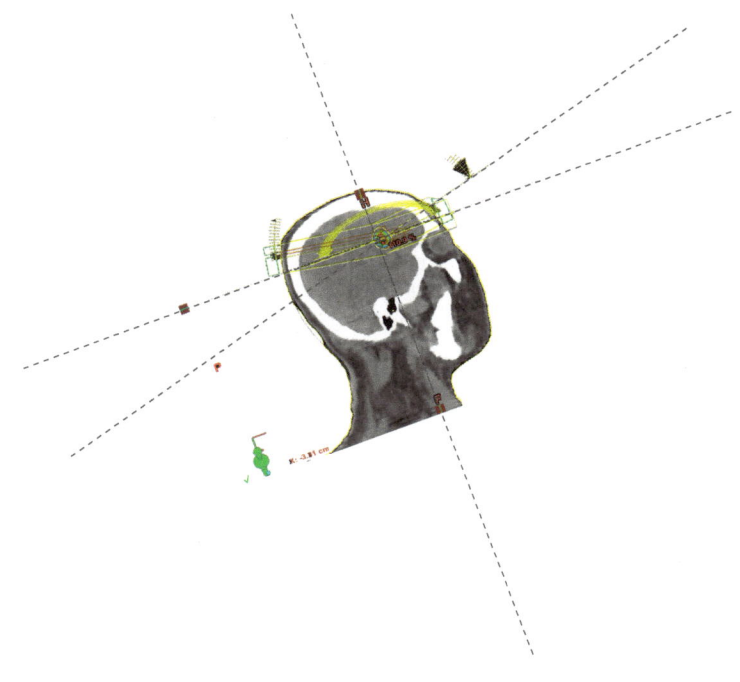

II. Procedimientos

2.1. Cabeza y cuello

El tratamiento de la región de cabeza y cuello es uno de los más complejos en radioterapia, ya que esta área presenta gran cantidad de inhomogeneidades en su anatomía y en ella encontramos múltiples órganos críticos con diferentes dosis de tolerancia, las cuales representan un reto tanto en la planeación como en la ejecución.

Las técnicas de tratamiento con radioterapia varían de acuerdo con los protocolos establecidos, que incluyen desde las convencionales hasta la radiocirugía pasando por técnicas conformacionales, de intensidad modulada y de arcoterapia de modulación volumétrica. Teniendo en cuenta lo anterior, se tiene un gran número de opciones diferentes para los protocolos de simulación.

Todos los pacientes deben ser simulados en una posición que permita la reproducibilidad diaria permitiendo la comodidad para el paciente. En caso de requerir uso de accesorios, se debe tratar de usar los sistemas estándares y así mismo, consignar las observaciones correspondientes en la hoja de simulación.

En general, todos los pacientes deben ser simulados de acuerdo a las siguientes recomendaciones:

*   Uso de accesorios de inmovilización como máscara termoplástica, soporte de cuello, retractor de hombros para pacientes con tratamiento a nivel cervical y depresor de lengua para tratamientos en cavidad oral. El uso de la máscara termoplástica y el soporte cervical nos permite mantener la inmovilización del paciente durante el proceso, tanto de simulación como de tratamiento, sin que ello genere interferencia para la planeación ni para la administración de la radiación.

*   Antes de realizar la máscara, se debe tener en cuenta que los pacientes deben tener un buen apoyo de la cabeza y del cuello en el soporte cervical. Asimismo, es importante revisar que el

paciente se haya retirado las prótesis (de ser removibles) y determinar si, según el protocolo, es necesaria la elaboración de bolus personalizado para las lesiones que comprometen el tejido cutáneo.

- Para la ejecución de tratamientos con técnicas convencionales, los pacientes que requieren irradiación de cuello deben tener buena extensión de la horquilla esternal al mentón para disminuir las dosis en la parte superior de la cavidad oral. En los pacientes quienes serán tratados con técnica de IMRT la posición neutra permite una mejor definición de los volúmenes y de la configuración de campos de tratamiento.
- El uso del retractor de hombros con lazos ajustables permite el descenso de los hombros manteniéndolos estables, inmovilizados y fuera del campo de tratamiento de una manera reproducible en los tratamientos de patologías de cabeza y cuello.
- Para los tratamientos en los cuales se realizan técnicas de radioterapia de intensidad modulada (IMRT), radiocirugía extracraneal (SBRT) y arcoterapia de modulación volumétrica (VMAT), es indispensable que los sistemas de inmovilización permitan la precisión de tratamiento, reproducibilidad, la seguridad y el fácil uso en el día a día en la ejecución de la radioterapia.

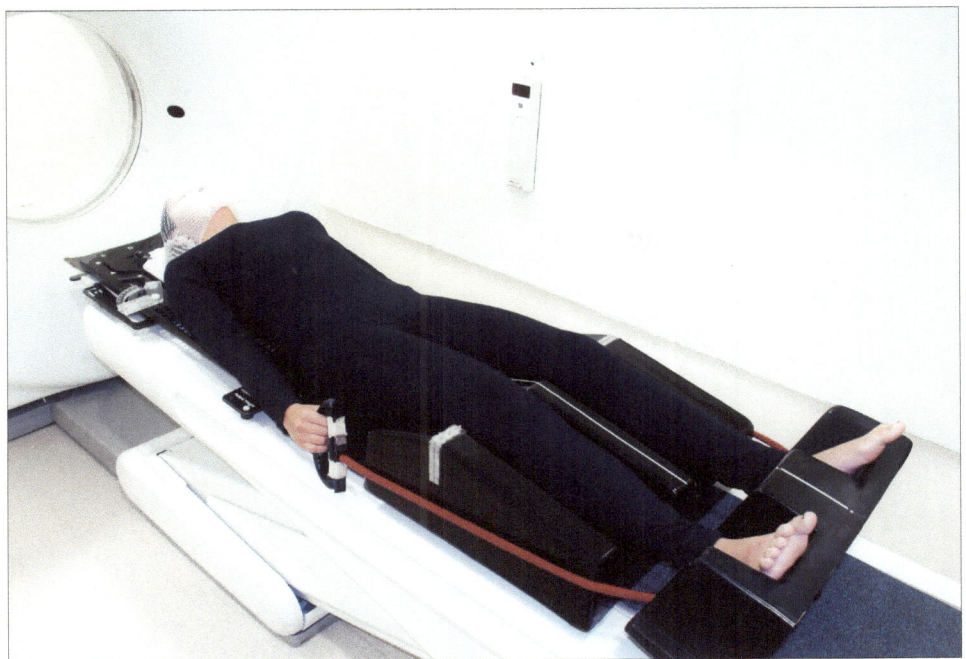

Figura 4. Posicionamiento e inmovilización para tratamiento de cabeza y cuello, cervicofaciales.

2.1.1. Cabeza y cuello (cervicofaciales)

Región anatómica	Cabeza y cuello (cervicofaciales)			Escanogramas
Patología	Naso y orofaringe Laringe avanzada Mtx cervicales Esófago cervical			Escanograma AP
Preparación del paciente	Retirar prótesis Marcar cicatrices Qx.			
Inmovilización	Máscara termoplástica Soporte de cuello Retractor de hombros Hombros sobre camilla Cabello hacia atrás			
Posicionamiento	Cabeza primero Decubito supino Posición indiferente			
Ubicación de fiducias	Línea media	Arco superciliar		
	Laterales	A nivel de CAE		Escanograma LAT
Distancia entre cortes (mm)	10 para Mtx 5 para Convencional y 3D-CRT 3 para IMRT y VMAT 2 para SBRT			
Configuraciones del estudio	kV	120	mAs	140
Medio de contraste	i.v. Según protocolos institucionales para visualizar cadenas ganglionares			
Límite superior para cortes	Desbordar calota			
Límite inferior para cortes	T4 - T5 o Carina En caso de compromiso mediastinal L2 - L3			

OBSERVACIONES:

Corroborar que las fiducias no queden en el aire sino sobre la máscara en contacto con la piel. La técnica radiológica recomendada varía entre los diferentes fabricantes de TC.

2.1.2. Cabeza y cuello (cuello hiperextendido)

Región anatómica	Cabeza y cuello (cuello hiperextendido)		Escanogramas
Patología	Laringe temprana Linfomas Tiroides		Escanograma AP
Preparación del paciente	Retirar prótesis Marcar cicatrices Qx.		
Inmovilización	Máscara termoplástica Soporte de cuello Retractor de hombros Hombros sobre camilla Cabello hacia atrás		
Posicionamiento	Cabeza primero Decubito supino Posición hiperextensión		
Ubicación de fiducias	Línea media	A nivel de unión cricotiroidea	
	Laterales	A nivel de CAE	Escanograma LAT
Distancia entre cortes (mm)	10 Para Mtx 5 Para Convencional y 3D-CRT 3 Para IMRT y VMAT 2 Para SBRT		
Configuraciones Del estudio	kV	120	mAs	140
Medio de contraste	i.v. Según protocolos institucionales para visualizar cadenas ganglionares		
Límite superior para cortes	Desbordar calota		
Límite inferior para cortes	T4 - T5 o Carina En caso de compromiso mediastinal L2 - L3		

OBSERVACIONES:

Corroborar que las fiducias no queden en el aire sino sobre la máscara en contacto con la piel.
Para IMRT o VMAT no hiperextender el cuello.
La tecnica radiológica recomendada varía entre los diferentes fabricantes de TC.

2.1.3. Cabeza y cuello (cuello hiperflexionado y retractor de lengua)

Región anatómica	Cabeza y cuello (cuello hiperflexionado)		Escanogramas
Patología	Antro maxilar Senos paranasales Hipófisis		Escanograma AP
Preparación del paciente	Retirar prótesis Marcar cicatrices Qx.		
Inmovilización	Máscara termoplástica Soporte de cuello Retractor de hombros Hombros sobre camilla Cabello hacia atrás		
Posicionamiento	Cabeza primero Supino Posición hiperflexionada Retractor de lengua		
Ubicación de fiducias	Línea media	Arco superciliar	
	Laterales	A nivel de CAE	Escanograma LAT
Distancia entre cortes (mm)	10 Para Mtx 5 Para Convencional y 3D-CRT 3 Para IMRT y VMAT 2 Para SBRT		
Configuraciones del estudio	kV	120	mAs	140
Medio de contraste	i.v. Según protocolos institucionales para visualizar cadenas ganglionares		
Límite superior para cortes	Desbordar calota		
Límite inferior para cortes	T4 – T5 o Carina		

OBSERVACIONES:
Corroborar que las fiducias no queden en el aire sino sobre la máscara en contacto con la piel. La tecnica radiológica recomendada varía entre los diferentes fabricantes de TC.

2.1.4. Cabeza y cuello (retractor de lengua)

Región anatómica	Cabeza y cuello (retractor de lengua)		Escanogramas
Patología	Lengua Amígdala Parótida Cavidad oral		Escanograma AP
Preparación del paciente	Retirar prótesis Marcar cicatrices Qx.		
Inmovilización	Máscara termoplástica Soporte de cuello Retractor de hombros Hombros sobre camilla Retractor de lengua		
Posicionamiento	Cabeza primero Supino Posición extensión		
Ubicación de fiducias	Línea media	A nivel de unión cricotiroidea	
	Laterales	A nivel de CAE	Escanograma LAT
Distancia entre cortes (mm)	10 Para Mtx 5 Para Convencional y 3D-CRT 3 Para IMRT y VMAT 2 Para SBRT		
Configuraciones del estudio	kV	120	mAs	140
Medio de contraste	i.v. Según protocolos institucionales para visualizar cadenas ganglionares		
Límite superior para cortes	Desbordar calota		
Límite inferior para cortes	T4 - T5 o Carina		

OBSERVACIONES:

Corroborar que las fiducias no queden en el aire sino sobre la máscara en contacto con la piel. Para IMRT o VMAT sin extension de cuello. La técnica radiológica recomendada varía entre los diferentes fabricantes de TC.

2.2 Tórax

La región anatómica del tórax contempla gran variedad de patologías oncológicas susceptibles de ser manejadas con radioterapia en sus diferentes técnicas como convencional, conformacional, IMRT, VMAT y SBRT.

Dentro de la caja torácica encontramos órganos críticos vitales que deben ser tenidos en cuenta a la hora de planear un tratamiento de radioterapia. Asimismo, el posicionamiento y la inmovilización correcta del paciente contribuyen a mejorar la reproducibilidad y las diferentes entradas de campos y variedad de técnicas utilizadas.

Se sugiere utilizar soporte de cuello e inmovilizador poplíteo que permite la inmovilización, reproducibilidad, estandarización y comodidad para el paciente. El uso del retractor de hombros con lazos ajustables permite el descenso de los hombros manteniéndolos estables, inmovilizados y fuera del campo de tratamiento de una manera reproducible en los tratamientos de patologías de cabeza y cuello y tórax superior.

Para los procedimientos que requieran medio de contraste con sulfato de bario, la proporción para su preparación entre medio de contraste y agua es de 1 a 4 respectivamente.

El posicionamiento de pacientes para tratamientos de radioterapia en región torácica con los brazos abajo se indica para patologías de esófago en su tercio superior y para pacientes con enfermedad metastásica a nivel de columna dorsal o torácica.

El posicionamiento de los pacientes con los brazos arriba o sobre la cabeza permite que las marcas fiduciales sean colocadas a ambos lados del tórax sin interferencia de los brazos para localización, ni para la entrada de los haces de radiación por campos laterales, oblicuos o por técnicas de radioterapia rotacional mediante el uso de arcos.

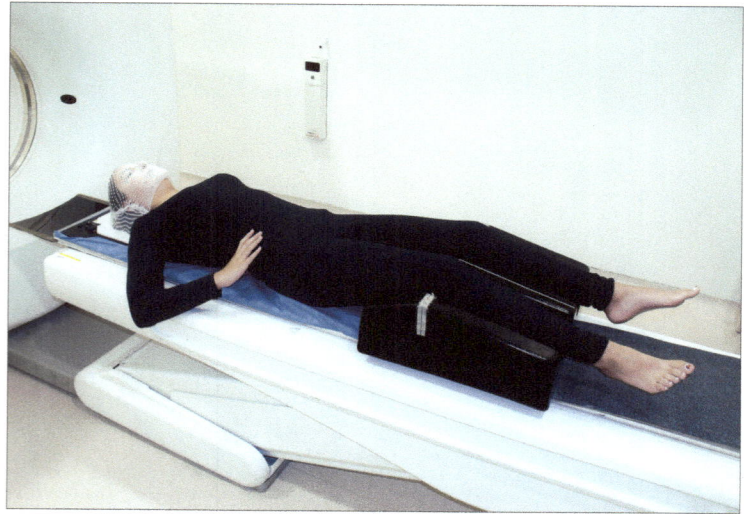

Figura 5. Posicionamiento e inmovilización para tratamiento de tórax, brazos en jarra.

El posicionamiento de pacientes con los "brazos en jarra" permite que durante los tratamientos que requieren tratamiento a nivel axilar, los pacientes reciban una menor dosis de radiación a nivel del pliegue axilar disminuyendo los efectos secundarios derivados del tratamiento a este nivel como la radiodermitis.

Para el tratamiento de patologías de mama, está indicado el posicionamiento inclinado de la pared del tórax mediante el uso del plano inclinado en la mayor elevación, y por consiguiente la mejor posición horizontal posible, el cual permite la adecuada entrada de los haces tangenciales, minimizando la colimación del campo para mantener las dosis de tolerancia a nivel pulmonar. Adicionalmente, el uso del plano inclinado permite el descenso por gravedad del tejido mamario logrando una mejor configuración espacial del mismo. La elevación del tórax también es útil en pacientes quienes pueden presentar problemas a nivel respiratorio por la posición supina.

Para las pacientes con mamas grandes o pendulantes, en quienes la posición supina genera grandes pliegues inframamarios y los efectos secundarios derivados de esto, se indica el posicionamiento en prono, mediante el uso del dispositivo inmovilizador para tratamiento de mama en prono, el cual permite que el tejido mamario caiga por acción de la gravedad a través de la ventana para tal fin, permitiendo que el tejido mamario, volumen blanco del tratamiento, se aleje de la reja costal y se disminuyan de esta forma las dosis a los tejidos críticos como el corazón y los pulmones.

Para los tratamientos en los cuales se realizan técnicas de radioterapia de intensidad modulada (IMRT), radiocirugía extracraneal (SBRT) y arcoterapia de modulación volumétrica (VMAT), es indispensable que los sistemas de inmovilización permitan la precisión de tratamiento, reproducibilidad, la seguridad y el fácil uso en el día a día en la ejecución de la radioterapia. Se establece como protocolo el uso del colchón de vacío para lograr los objetivos previamente mencionados.

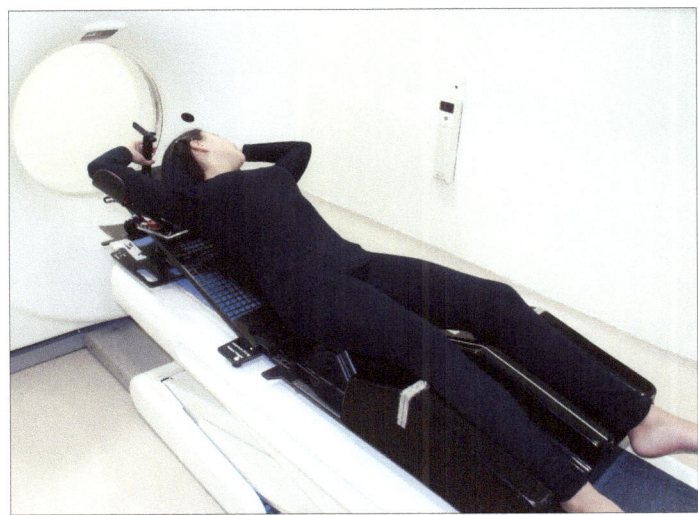

Figura 6. Posicionamiento e inmovilización para tratamiento de tórax, mama.

2.2.1. Tórax (brazos abajo)

Región anatómica	Tórax (brazos abajo)			Escanogramas
Patología	Esófago superior Mtx dorsales			Escanograma AP
Preparación del paciente	Marcar cicatrices Qx.			
Inmovilización	Soporte de cuello Retractor de hombros Hombros en camilla Inmovilizador poplíteo			
Posicionamiento	Cabeza primero Supino (esófago superior) Prono (Mtx dorsales sin retractor de hombros) Posición indiferente			
Ubicación de fiducias	Línea media	A nivel de plano medio entre horquilla esternal y apéndice xifoides		
	Laterales	A nivel de línea axilar anterior		Escanograma LAT
Distancia entre cortes (mm)	10 Para Mtx 5 Para Convencional y 3D-CRT 3 Para IMRT y VMAT 2 Para SBRT			
Configuraciones del estudio	kV	120	mAs	200
Medio de contraste	Trago de bario (esófago) y/o i.v. Según protocolos institucionales para visualizar cadenas ganglionares			
Límite superior para cortes	C3 - C4			
Límite inferior para cortes	L2 - L3			

OBSERVACIONES:
Para Mtx dorsales se recomienda la posición decubito prono, brazos cruzados en frente. La técnica radiológica recomendada varía entre los diferentes fabricantes de TC

2.2.2. Tórax (brazos arriba)

Región anatómica	Tórax (brazos arriba)				Escanogramas
Patología	Esófago medio e inferior Timo Pulmón y pleura Mediastino				Escanograma AP
Preparación del paciente	Marcar cicatrices Qx.				
Inmovilización	Soporte de cuello Brazos cruzados arriba de la cabeza Inmovilizador poplíteo Inmovilizador pedio				
Posicionamiento	Cabeza primero Supino Posición indiferente				
Ubicación de fiducias	Línea media	A nivel de plano medio entre horquilla esternal y apéndice xifoides			
	Laterales	A nivel de línea axilar anterior			Escanograma LAT
Distancia entre cortes (mm)	10 Para Mtx 5 Para Convencional y 3D-CRT 3 Para IMRT y VMAT 2 Para SBRT				
Configuraciones del estudio	kV	120	mAs	200	
Medio de contraste	Trago de bario (esófago) y/o i.v. Según protocolos institucionales para visualizar cadenas ganglionares				
Límite superior para cortes	C5 - C6				
Límite inferior para cortes	T12 - L1				

OBSERVACIONES:

Para union gastroesofágica corte superior en C5 - C6 y corte inferior L4 – L5.
Utilizar colchón de vacío para pacientes con radioterapia conformada, IMRT, SBRT o VMAT.
La técnica radiológica recomendada varía entre los diferentes fabricantes de TC

2.2.3. Tórax (brazos en jarra)

Región anatómica	Tórax (brazos en jarra)		Escanogramas
Patología	Enfermedad de Hodgkin Mtx en axila Mtx en hombro		Escanograma AP
Preparación del paciente	Marcar cicatrices Qx.		
Inmovilización	Soporte de cuello Inmovilizador poplíteo Inmovilizador pedio		
Posicionamiento	Cabeza primero Decubito supino Posición hiperextensión Brazos en jarra		
Ubicación de fiducias	Línea media	A nivel de plano medio entre horquilla esternal y apéndice xifoides	
	Laterales	A nivel de línea axilar anterior	Escanograma LAT
Distancia entre cortes (mm)	10 Para Mtx 5 Para Convencional y 3D-CRT 3 Para IMRT y VMAT 2 Para SBRT		
Configuraciones del estudio	kV 120 mAs 200		
Medio de contraste	i.v. Según protocolos institucionales para visualizar cadenas ganglionares		
Límite superior para cortes	CAE y/o mentón		
Límite inferior para cortes	T12 - L1		

OBSERVACIONES:

Utilizar colchón de vacío para pacientes con radioterapia conformada, IMRT, SBRT o VMAT.
La técnica radiológica recomendada varía entre los diferentes fabricantes de TC.

2.2.4. Tórax (mama)

Región anatómica	Tórax (mama)			Escanogramas
Patología	Mama Ginecomastia			Escanograma AP
Preparación del paciente	Marcar cicatrices Qx.			
Inmovilización	Plano inclinado o colchón de vacío Inmovilizador poplíteo Inmovilizador pedio			
Posicionamiento	Cabeza primero Supino Brazos cruzados sobre la cabeza Cabeza rotada contrario al lado de tratamiento			
Ubicación de fiducias	Línea media	A nivel de plano medio entre horquilla esternal y apéndice xifoides		
	Laterales	A nivel de línea axilar posterior		Escanograma LAT
	Inferior	Referencia a 2 cm del pliegue mamario		
	Adicional	Pezón		
Distancia entre cortes (mm)	10 Para Mtx 5 Para Convencional y 3D-CRT 3 Para IMRT y VMAT 2 Para SBRT			
Configuraciones del estudio	kV	120	mAs	200
Medio de contraste	i.v. Según protocolos institucionales para visualizar cadenas ganglionares			
Límite superior para cortes	C3 - C4			
Límite inferior para cortes	T12 - L1			

OBSERVACIONES:

Utilizar colchón de vacío para pacientes con radioterapia conformada, IMRT, SBRT o VMAT.
La técnica radiológica recomendada varía entre los diferentes fabricantes de TC.

2.2.5. Tórax (prono)

Región anatómica	Tórax (prono)		Escanogramas
Patología	Escápula Mtx columna dorsal o arcos costales posteriores Mama prono		Escanograma PA
Preparación del paciente	Marcar cicatrices Qx.		
Inmovilización	Inmovilizador pedio y/o Inmovilizador mama prono		
Posicionamiento	Cabeza primero Prono Brazos cruzados en frente		
Ubicación de fiducias	Línea media	Apófisis espinosa de T6	
	Laterales	A nivel de línea axilar posterior	Escanograma LAT
Distancia entre cortes (mm)	10 Para Mtx 5 Para Convencional y 3D-CRT 3 Para IMRT y VMAT 2 Para SRS y SBRT		
Configuraciones del estudio	kV	120	mAs	200
Medio de contraste	i.v. Según protocolos institucionales para visualizar cadenas ganglionares		
Límite superior para cortes	C3 - C4		
Límite inferior para cortes	L2 - L3		

OBSERVACIONES:

Utilizar colchón de vacío para pacientes con radioterapia conformada, IMRT, SBRT o VMAT.
La técnica radiológica recomendada varía entre los diferentes fabricantes de TC.

2.3. Abdomen y Pelvis

El tratamiento con radioterapia de patologías oncológicas en el área abdominopélvica es frecuente, ya que la incidencia de tumores de esta región es muy alta. Los tumores ginecológicos y los de origen gastrointestinal representan un alto porcentaje del número de pacientes tratados con radioterapia.

Todos los pacientes deben ser simulados usando inmovilización de rodillas y pies; para pacientes de difícil localización o recomendación explícita (ej. displasia de cadera) se deberá usar colchón de vacío. La posición de las rodillas en el poplíteo debe ser marcada de forma tal que se garantice su fácil localización en la ejecución del tratamiento; se debe reportar en el esquema todas las condiciones de simulación y uso de accesorios, se debe verificar que el paciente esté preparado con los enemas rectales y la vejiga llena y recordar al paciente la importancia de la dieta y las recomendaciones para el tratamiento.

Para los procedimientos que requieran medio de contraste con sulfato de bario, la proporción para su preparación entre medio de contraste y agua es de 1 a 4 respectivamente.

El posicionamiento en supino con los brazos arriba, permite que éstos no interfieran con las marcas fiduciales y localizadoras del tratamiento, ni con la entrada de los haces de radiación cuando se utilizan portales laterales, técnicas de múltiples campos o técnicas rotacionales mediante el uso de arcos.

En caso de considerar que no se realizara tratamiento a nivel de abdomen superior, se indica el posicionamiento de los brazos sobre el pecho, evitando así la interferencia de los mismos con los haces de radiación.

Para los pacientes con diagnóstico de cáncer de recto que no hayan sido llevados a colostomía, indicamos el uso del inmovilizador en prono Belly Board, el cual es un dispositivo que permite la reducción de la cantidad de intestino delgado que podría estar dentro de los campos de tratamiento, lo cual se traduce en disminución de efectos secundarios como la enteritis por radiación. De no contar con este inmovilizador, se recomienda tratarlos en decúbito supino.

La posición del paciente conocida como "en rana" se utiliza para todos aquellos en que requieren tratamiento a nivel de los ganglios pélvicos e inguinales, bien sea por alto riesgo o por enfermedad a este nivel. Dicho posicionamiento permite disminuir el efecto de bolus a nivel de los pliegues inguinales, disminuyendo la morbilidad secundaria a este nivel. Asimismo, permite la adecuada exposición de tejidos disminuyendo su cubrimiento por los tejidos blandos de los muslos.

Para los tratamientos en los cuales se realizan técnicas de radioterapia de intensidad modulada (IMRT), radiocirugía extracraneal (SBRT) y arcoterapia de modulación volumétrica (VMAT), es indispensable que los sistemas de inmovilización permitan la precisión de tratamiento, reproducibilidad, la seguridad y el fácil uso en el día a día en la ejecución de la radioterapia. Se establece como protocolo el uso del colchón de vacío para lograr los objetivos previamente mencionados.

Para la realización de la simulación en TC en pacientes con cáncer de próstata, se tiene como protocolo la adquisición de imágenes con medio de contraste intravesical, colocado mediante sonda vesical, permitiendo una mejor visualización de la interfase entre la próstata y la vejiga, especialmente en pacientes con un lóbulo medio prostático importante. Este procedimiento permite que los volúmenes de planeación sean más precisos y disminuye la incertidumbre en ciertos pacientes. Para este procedimiento se debe tener en cuenta las medidas básicas de asepsia y antisepsia. Previo al paso de la sonda de Nélaton, se debe llevar a cabo un buen lavado de manos y la colocación de guantes estériles. Se requiere lavado con jabón quirúrgico a nivel del pene y particularmente del glande. Posteriormente se aplicará suficiente xilocaína en jalea a través del meato urinario y se procederá a pasar la sonda, lentamente, hasta estar dentro de la vejiga. Una vez alcanzado este nivel, se realiza el paso del medio de contraste diluido en solución salina a través de la sonda. Una vez administrada la totalidad de la mezcla, se retira suave y lentamente la sonda y se procede a la toma de la tomografía.

La cantidad de medio de contraste y solución salina se tendrá en cuenta según cada institución, evaluando que el medio no esté muy concentrado para no causar artefactos en las imágenes, ni tan diluido que no cumpla el propósito de marcar la interfase previamente descrita.

Se debe tener especial atención en pacientes que refieran estrechez a nivel del meato o en la uretra, valorando la pertinencia de realizar este procedimiento a fin de no causar mayor traumatismo de la vía urinaria.

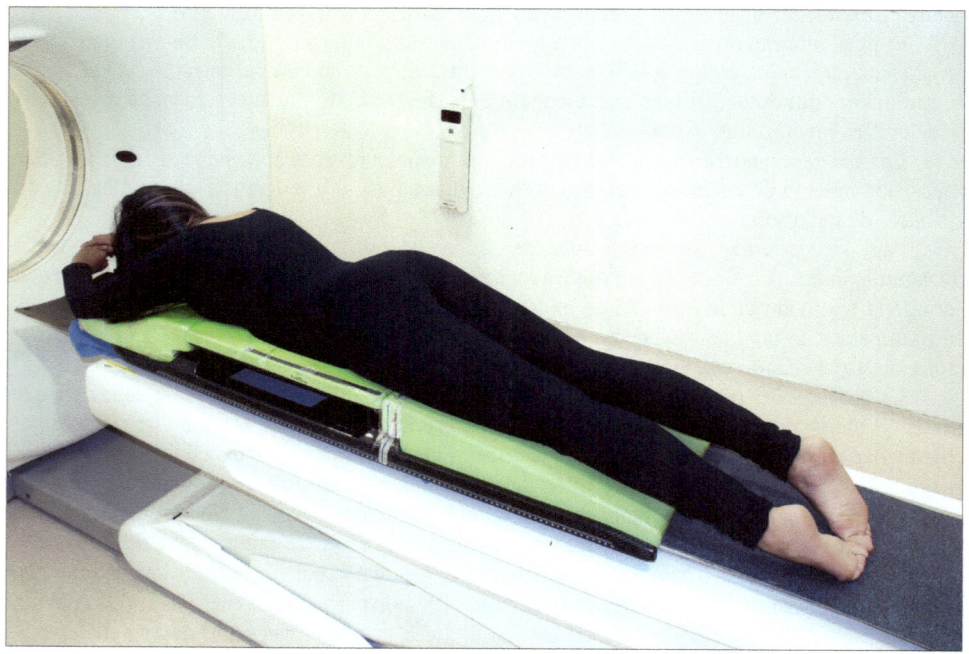

Figura 7. Posicionamiento e inmovilización para tratamiento de pelvis, prono.

2.3.1. Abdomen (superior)

Región anatómica	Abdomen (superior)				Escanogramas
Patología	Gástrico Páncreas Hígado y vesícula Sarcoma retroperitoneal Paraorticos Mtx lumbares				Escanograma AP
Preparación del paciente	Marcar cicatrices Qx.				
Inmovilización	Soporte de cuello Inmovilizador poplíteo Inmovilizador pedio				
Posicionamiento	Cabeza primero Supino Posición indiferente Brazos en cabeza				
Ubicación de fiducias	Línea media	A nivel de plano medio entre xifoides y ombligo			
	Laterales	A nivel de línea axilar anterior			Escanograma LAT
Distancia entre cortes (mm)	10 Para Mtx 5 Para Convencional y 3D-CRT 3 Para IMRT y VMAT 2 Para SBRT				
Configuraciones del estudio	kV	120	mAs	300	
Medio de contraste	Trago de bario (gástrico) y/o i.v. Según protocolos institucionales para visualizar cadenas ganglionares				
Límite superior para cortes	T6 - T7				
Límite inferior para cortes	L5 - S1				

OBSERVACIONES:

Utilizar colchón de vacío para pacientes con radioterapia conformada, IMRT, SBRT o VMAT.
La técnica radiológica recomendada varía entre los diferentes fabricantes de TC.

2.3.2. Abdomen y pelvis

Región anatómica	Abdomen y pelvis			Escanogramas
Patología	Ovario Glándulas suprarrenales Pélvicos con paraórticos Tumor de Wilms Seminoma			Escanograma AP
Preparación del paciente	Marcar cicatrices Qx.			
Inmovilización	Soporte de cuello Inmovilizador poplíteo Inmovilizador de pies			
Posicionamiento	Cabeza primero Supino Posición indiferente Brazos en cabeza			
Ubicación de fiducias	Línea media	A nivel de plano medio entre xifoides y ombligo		
	Laterales	A nivel de línea axilar anterior		Escanograma LAT
Distancia entre cortes (mm)	10 Para Mtx 5 Para Convencional y 3D-CRT 3 Para IMRT y VMAT 2 Para SBRT			
Configuraciones del estudio	kV	120	mAs	300
Medio de contraste	i.v.. Según protocolos institucionales para visualizar cadenas ganglionares			
Límite superior para cortes	T8 - T9			
Límite inferior para cortes	3 cm debajo del borde inferior trocanter menor			

OBSERVACIONES:

Utilizar colchón de vacío para pacientes con radioterapia conformada, IMRT, SBRT o VMAT.
La técnica radiológica recomendada varía entre los diferentes fabricantes de TC.

2.3.3. Pelvis (supino)

Región anatómica	Pelvis (supino)			Escanogramas
Patología	Ginecológicos Próstata, recto, vejiga Tumores pélvicos Mtx oseas			Escanograma AP
Preparación del paciente	Marcar cicatrices Qx.			
Inmovilización	Soporte de cuello Inmovilizador poplíteo (excepto para cuello uterino) Inmovilizador pedio			
Posicionamiento	Cabeza primero Supino Posición indiferente Brazos en el pecho			
Ubicación de fiducias	Línea media	A nivel de plano medio entre ombligo y raíz de pene u horquilla vulvar		
	Laterales	A nivel de línea axilar anterior		Escanograma LAT
Distancia entre cortes (mm)	10 Para Mtx 5 Para Convencional y 3D-CRT 3 Para IMRT y VMAT 2 Para SBRT			
Configuraciones del estudio	kV	120	mAs	300
Medio de contraste	Intravesical (próstata y vejiga) y/o i.v. Según protocolos institucionales para visualizar cadenas ganglionares			
Límite superior para cortes	L3 - L4			
Límite inferior para cortes	3 cm debajo del borde inferior trocanter menor			

OBSERVACIONES:

Utilizar colchón de vacío para pacientes con radioterapia conformada, IMRT, SBRT o VMAT.
La técnica radiológica recomendada varía entre los diferentes fabricantes de TC.

2.3.4. Pelvis (prono)

Región anatómica	Pelvis (prono)				Escanogramas
Patología	Recto				Escanograma PA
Preparación del paciente	Marcar cicatrices Qx.				
Inmovilización	Inmovilizador Belly Board				
Posicionamiento	Cabeza primero Prono Brazos en la cabeza				
Ubicación de fiducias	Línea media	3 cm por encima del inicio del pliegue glúteo			
	Laterales	A nivel de línea axilar anterior			Escanograma LAT
Distancia entre cortes (mm)	10 Para Mtx 5 Para Convencional y 3D-CRT 3 Para IMRT y VMAT 2 Para SBRT				
Configuraciones del estudio	kV	120	mAs	300	
Medio de contraste	i.v.. Según protocolos institucionales para visualizar cadenas ganglionares				
Límite superior para cortes	L3 - L4				
Límite inferior para cortes	3 cm debajo del borde inferior trocanter menor				

OBSERVACIONES:
Retraer pene y testiculos hacia la posición caudo cefal. La técnica radiológica recomendada varía entre los diferentes fabricantes de TC

2.3.5. Pelvis (inguinopélvicos)

Región anatómica	Pelvis (inguinopélvicos)			Escanogramas
Patología	Cervix tercio inferior de vagina Vagina Vulva Canal anal Pene			Escanograma AP
Preparación del paciente	Marcar cicatrices Qx.			
Inmovilización	Rollo en región poplítea			
Posicionamiento	Cabeza primero Supino Posición en rana Brazos en el pecho			
Ubicación de fiducias	Línea media	A nivel de plano medio entre ombligo y raíz de pene o horquilla vulvar		
	Laterales	A nivel de línea axilar anterior		Escanograma LAT
Distancia entre cortes (mm)	10 Para Mtx 5 Para Convencional y 3D-CRT 3 Para IMRT y VMAT 2 Para SBRT			
Configuraciones del estudio	kV	120	mAs	300
Medio de contraste	i.v.. Según protocolos institucionales para visualizar cadenas ganglionares			
Límite superior para cortes	L3 - L4 T8 - T9 paraórticos			
Límite inferior para cortes	5 cm desbordando periné			

OBSERVACIONES:

Utilizar colchón de vacío para pacientes con radioterapia conformada, IMRT, SBRT o VMAT.
La técnica radiológica recomendada varía entre los diferentes fabricantes de TC.

2.4. Sistema Nervioso Central

El sistema nervioso central (SNC) está compuesto por el cerebro, cerebelo, la médula espinal y sus cubiertas, y puede verse afectado tanto por tumores primarios como metastásicos. En radioterapia es importante determinar la técnica de tratamiento más adecuada para todos los pacientes con enfermedad del SNC con el fin de minimizar los efectos secundarios derivados del tratamiento y maximizar el beneficio terapéutico.

Las técnicas de tratamiento con radioterapia varían de acuerdo con los protocolos establecidos, que incluyen desde las convencionales hasta la radiocirugía pasando por técnicas conformacionales, de intensidad modulada y de arcoterapia de modulación volumétrica. Asimismo, la planeación de tratamiento a nivel intracraneal representa un gran reto dada la presencia de múltiples estructuras denominadas órganos críticos, por lo cual es imprescindible una correcta simulación e inmovilización, para ser mantenida en la ejecución del tratamiento según la planeación.

Un pequeño número de pacientes requieren tratamiento a nivel craneoespinal. Estos pacientes son tratados en decúbito prono requiriendo accesorios de inmovilización como bases de cabeza en prono, colchónes de vacío o sarcófagos en yeso, por lo que la simulación del neuroeje depende en gran medida de la tecnología que posea cada centro de radioterapia.

Este manual recomienda el posicionamiento en decúbito supino con máscara termoplástica y colchón de vacío, con el fin de ubicar campos craneales laterales y posteriores para la columna vertebral. La simulación virtual logra que estos pacientes sean simulados en menos tiempo comparativamente a una simulación convencional. Esto permite además verificar el posicionamiento de la cabeza, el cual es recomendado en ligera extensión y una adecuada retracción de hombros, buscando evitar el paso de los haces de radiación de salida a nivel de la glándula tiroides, lo cual es mucho más importante en los pacientes pediátricos.

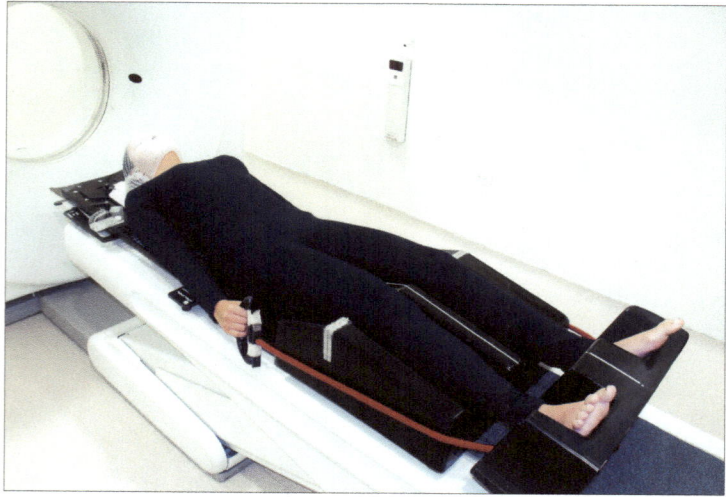

Figura 8. Posicionamiento e inmovilización para tratamiento de SNC, craneoespinal supino.

2.4.1. Cráneo (intracraneales)

Región anatómica	Cráneo (intracraneales)					Escanogramas
Patología	Tumor maligno cerebral Mtx cerebrales Tumores benignos LLA profilaxis y linfomas					Escanograma AP
Preparación del paciente	Retirar prótesis					
Inmovilización	Máscara termoplástica Soporte de cuello Cabello hacia atrás					
Posicionamiento	Cabeza primero Decubito supino Posición indiferente					
Ubicación de fiducias	Línea media	Arco superciliar				
	Laterales	A nivel de CAE				Escanograma LAT
Distancia entre cortes (mm)	10 Para Mtx 5 Para Convencional y 3D-CRT 3 Para IMRT y VMAT 2 Para SRS					
Configuraciones del estudio	kV	120	mAs	140		
Medio de contraste	No. Solamente en algunos casos de SRS que requieran contraste i.v. Según protocolos institucionales					
Límite superior para cortes	Desbordar calota					
Límite inferior para cortes	C4 - C5					

OBSERVACIONES:
Corroborar que las fiducias no queden en el aire sino sobre la máscara en contacto con la piel. La técnica radiológica recomendada varía entre los diferentes fabricantes de TC.

2.4.2. Cráneoespinal

Región anatómica	Craneoespinal		Escanogramas
Patología	Meduloblastoma, LLA Tumor Neuroectodérmico primitivo y ependimoma		Escanograma AP
Preparación del paciente	Marcar cicatrices Qx.		
Inmovilización	Soporte de cuello Máscara termoplástica Colchón de vacio Retractor de hombros		
Posicionamiento	Cabeza primero Supino Posición indiferente Brazos a los lados		
Ubicación de fiducias	Cráneo línea media	Arco superciliar	
	Cráneo Laterales	A nivel de CAE	Escanograma LAT
	Torax	A nivel de plano medio entre horquilla esternal y xifoides	
	Pelvis	A nivel de plano medio entre xifoides y ombligo	
Distancia entre cortes (mm)	5 Para Convencional y 3D-CRT 3 Para IMRT y VMAT 2 Para SRS y SBRT		
Configuraciónes del estudio	kV	120	mAs	200
Medio de contraste	No		
Límite superior para cortes	Desbordar calota		
Límite inferior para cortes	Trocanter menor		

OBSERVACIONES:

Ubicación triple de fiducias para alineación (cráneo, tórax y abdomen).
Marcación de laser en colchón de vacio.
La técnica radiológica recomendada varía entre los diferentes fabricantes de TC.

2.5. Extremidades

En radioterapia unas de las regiónes que más representan dificultad al momento de la simulación y del tratamiento, son las extremidades. Se consideran como una de las más complicadas de posicionar e inmovilizar por sus múltiples movimientos, además la ubicación en el TC implica que el paciente nunca está centrado con respecto al eje del equipo, sino lateralizado de acuerdo a la extremidad a tratar.

Estandarizar el posicionamiento es imposible, ya que depende de la ubicación y el compromiso de la lesión. Sin embargo trataremos de plantear una forma general de simulación.

Durante el proceso de simulación de un paciente con patología oncológica a nivel de extremidades, se debe tener en cuenta la marcación con material radiopaco de la cicatriz quirúrgica y otras (drenes) para, en el momento de la planeación, determinar su adecuada inclusión.

El posicionamiento de la extremidad a tratar es fundamental y se debe tener en cuenta que la extremidad contralateral no interfiera con la entrada de los haces de radiación, de tal forma que se deben alejar entre si, manteniendo la extremidad a tratar más elevada o más abajo de la extremidad sana, de acuerdo a la localización del volumen blanco. Para esto se debe contar siempre con las imágenes de diagnóstico o pre quirúrgicas, y la asesoría del grupo de física médica y radioterapia oncológica, con el fin de lograr el correcto posicionamiento del paciente.

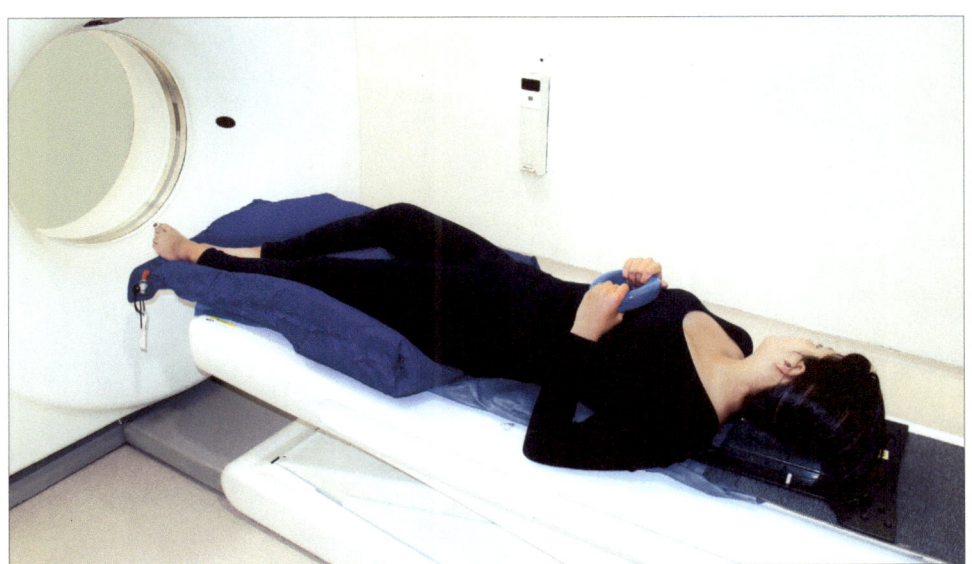

Figura 9. Posicionamiento e inmovilización para tratamiento de extremidad inferior, pies primero.

2.5.1. Extremidades superiores

Región anatómica	Extremidades superiores				Escanogramas
Patología	Sarcomas Mtx óseas				Escanograma AP
Preparación del paciente	Marcar cicatrices Qx.				
Inmovilización	Soporte de cuello Inmovilizador poplíteo				
Posicionamiento	Cabeza primero Decubito supino Desplazar hacia el lado contrario del examen Brazos a los lados Palmas hacia arriba				
Ubicación de fiducias	Línea media	Mitad de la extremidad			
	Laterales	Mitad de la extremidad			Escanograma LAT
Distancia entre cortes (mm)	10 Para Mtx 5 Para Convencional y 3D-CRT 3 Para IMRT y VMAT 2 Para SBRT				
Configuraciones del estudio	kV	120	mAs	200	
Medio de contraste	i.v.. Según protocolos institucionales para visualizar cadenas ganglionares				
Límite superior para cortes	C3 - C4				
Límite inferior para cortes	3 cm por debajo de articulación				

OBSERVACIONES:

Utilizar colchón de vacío para pacientes con radioterapia conformada, IMRT, SBRT o VMAT.
La técnica radiológica recomendada varía entre los diferentes fabricantes de TC.

2.5.2. Extremidades inferiores

Región anatómica	Extremidades inferiores		Escanogramas
Patología	Sarcomas Mtx óseas		Escanograma AP
Preparación del paciente	Marcar cicatrices Qx.		
Inmovilización	Soporte de cuello Inmovilizador pedio Inmovilizador termoplástico		
Posicionamiento	Pies primero Decubito supino Desplazar hacia el lado contrario del examen Brazos en el pecho Pies posición indiferente		
Ubicación de fiducias	Línea media	Mitad de la extremidad	
	Laterales	Mitad de la extremidad	Escanograma LAT
Distancia entre cortes (mm)	10 Para Mtx 5 Para Convencional y 3D-CRT 3 Para IMRT y VMAT 2 Para SBRT		
Configuraciones del estudio	kV	120	mAs	200
Medio de contraste	i.v. Según protocolos institucionales para visualizar cadenas ganglionares		
Límite superior para cortes	3 cm por encima de articulación		
Límite inferior para cortes	3 cm por debajo de articulación		

OBSERVACIONES:

Utilizar colchón de vacío para pacientes con radioterapia conformada, IMRT, SBRT o VMAT.
La técnica radiológica recomendada varía entre los diferentes fabricantes de TC.

III. Formato de simulación

ESPACIO PARA EL LOGO EMPRESARIAL	FECHA DE SIMULACIÓN	
	NOMBRE DEL PACIENTE	
	ID	
	Dx	
	REGIÓN A SIMULAR	
	MÉDICO TRATANTE	
	TECNÓLOGO RESPONSABLE	

ORDEN DE SIMULACIÓN

CONVENCIONAL, 3D-CRT		IMRT, VMAT		SRS, SBRT		BOOST, DART	

INMOVILIZACIÓN

MÁSCARA TERMOPLÁSTICA		RETRACTOR DE HOMBROS		SOPORTE CUELLO	
INMOVILIZADOR BELLY BOARD		INMOVILIZADOR MAMA PRONO		PLANO INCLINADO	
INMOVILIZADOR POPLÍTEO		INMOVILIZADOR PEDIO		COLCHÓN DE VACÍO	
INMOVILIZADOR PERSONALIZADO		BOLUS PERSONALIZADO		OTRO	

POSICIONAMIENTO

DECUBITO SUPINO		DECUBITO PRONO		EXTREMIDAD FLEXIONADA		BOCA ABIERTA	
BRAZOS A LOS LADOS		BRAZOS EN JARRA		BRAZOS SOBRE LA CABEZA		BRAZOS EN EL TÓRAX	
CABEZA EN HIPERFLEXIÓN		CABEZA EN INDIFERENTE		CABEZA EN HIPEREXTENSIÓN		OTRO	

OBSERVACIONES

AUTORIZACIÓN DEL PACIENTE O FAMILIAR

NOMBRE DOC. ································· FIRMA ·································

Referencias

Bortfeld, Thomas. IMAGE-GUIDED IMRT. 2006.

Brady L. W., Philadelphia. H.-P. Heilmann, Hamburg. M. Molls, Munich. TECHNICAL BASIS OF RADIATION THERAPY, PRACTICAL CLINICAL APPLICATIONS. Springer-Verlag Berlin Heidelberg. 4th Revised Edition. 2006.

Cervantes, Luisa. Ortiz, Adriana. Manosalva, Rafael. PROTOCOLOS DE TOMOGRAFÍA AXIAL COMPUTARIZADA. Instituto Nacional de Cancerología. 2003.

Gunderson, Leonard L. Tepper, Joel E. CLINICAL RADIATION ONCOLOGY. Third Edition. 2012.

Gunilla, C. Bentell. PATIENT POSITIONING AND INMOBILIZATION IN RADIATION ONCOLOGY. McGraw Hill. 2nd Edition. 1999.

Gunilla, C. Bentell. RADIATION THERAPY PLANNING. McGraw Hill. 2nd Edition. 1996.

Guzobad, Andrea. PROCEDIMIENTOS DE ADQUISICION TOMOGRAFICAS PARA PLANIFICACIONES DE TRATAMIENTOS DE RADIOTERAPIA. Escuela de Ciencia y Tecnología. UNSAM. Julio 2006.

Halperin, Edward C.; Pérez, Carlos A.; Brady, Luther W. PEREZ AND BRADY'S PRINCIPLES AND PRACTICE OF RADIATION ONCOLOGY. Lippincott Williams & Wilkins. 5th Edition. 2008.

Hansen, Eric K. Roach, Mack. HANDBOOK OF EVIDENCE-BASED RADIATION ONCOLOGY. Second Edition. 2010.

Khan, Faiz M. TREATMENT PLANNING IN RADIATION ONCOLOGY. Lippincott Williams & Wilkins. 2nd Edition. 2007.

Meyer, John L. IMRT – IGRT – SBRT. ADVANCES IN THE TREATMENT PLANNING AND DELIVERY OF RADIOTHERAPY. 2007.

Pazos, Agustín y cols. FUNDAMENTOS TEORICO PRACTICOS EN RADIOTERAPIA. Octubre 2011.

The American Association of Physicist in Medicine. 2012. CT Scan Protocols. Recuperado el 10 de Octubre de 2012. Tomado de http://www.aapm.org/pubs/CTProtocols/

Glosario

No.
3D .... Tres dimensiones.
3D CRT .... Radioterapia conformada en tres dimensiones (Three-Dimensional Conformal Radiation Therapy).

A
AXIAL .... Corte transversal.

B
BELLY BOARD .... Inmovilizador ventral en decúbito prono.
BRAZOS EN JARRA ... Brazos sujetos a la cintura sobre las crestas iliacas.

C
CABEZA PRIMERO .... Cabeza en la parte superior de la camilla.
CAE .... Conducto Auditivo Externo.
CRANEO-ESPINAL .... También llamado Neuroeje.

D
DART .... Radioterapia Dinámica Adaptativa (Dynamic Adaptive Radiation Therapy).
DECUBITO SUPINO ... Posición horizontal dorsal o boca arriba.
DECUBITO PRONO .... Posición horizontal ventral o boca abajo.
Dx .... Diagnóstico.

F
FIDUCIAS .... Marcas radio-opacas puntuales (balines pequeños).
FOV .... Medida del campo (Field Of View). Diámetro de la región circular nominalmente igual al diámetro del haz primario en el isocentro del plano axial.

H
HELICOIDAL .... Técnica de barrido continuo para TC.

I
IMRT .... Radioterapia de intensidad modulada.
INMOVILIZADOR
MAMA PRONO .... Inmovilizador ventral para mama en decúbito prono (Prone Breast Board).
INMOVILIZADOR
POPLITEO .... Soporte en región poplítea para posición supino.
i.v. .... Intravenoso

K
KV .... Potencial del tubo de RX (kilo voltaje).

M
mA .... Corriente del tubo de RX (mili amperaje).
Mtx .... Metástasis.
MULTICORTES .... Técnica de barrido para TC.

P
PIES PRIMERO ...... Pies en la parte superior de la camilla.
PITCH .... Unidad Parámetro que describe el movimiento de la mesa en un TC helicoidal igual al desplazamiento longitudinal de la mesa (mm) por la rotación del gantry sobre el tamaño nominal del haz.
PLANO INCLINADO .. Inmovilizador dorsal para mama y tórax en decúbito supino con elevación variable. (Supine Breast Board).
POSICION EN RANA   Posición para región inguinopélvica con piernas abiertas y flexionadas.
POSICIÓN
INDIFERENTE .... Posición de cabeza neutra sin flexión o extensión.

Q
Qx .... Quirúrgico.

R
RAPID ARC .... Técnica de radioterapia de intensidad modulada utilizando arcos. Esta técnica es también llamada VMAT.
RETRACTOR DE
LENGUA .... Depresor de lengua.

S
SBRT .... Radiocirugía estereotáxica extracraneal (Stereotactic Body Radiation Therapy).
SCOUT .... Radiografía localizadora en TC. También llamada Surview, topograma o escanograma.
SRS .... Radiocirugía estereotáxica intracraneal (Stereotactic Radio Surgery).

T
TC .... Tomografía computarizada.
TPS .... Sistema para planeación de tratamientos (Treatment Planning System).

V
VMAT .... Arco terapia de modulación volumétrica (Volumetric Modulated Arc Therapy).

Acerca del autor

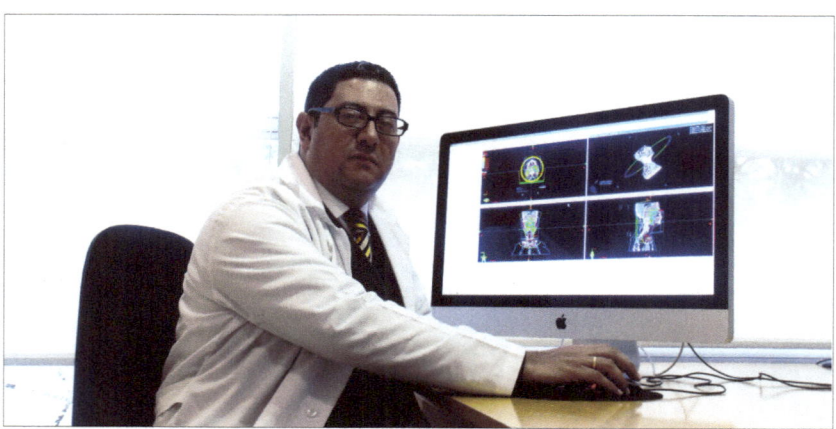

Helber Humberto Cortés Solórzano

Físico Médico Bogotano quien inicia sus estudios de Tecnología en radioterapia en el Instituto Nacional de Cancerología de Bogotá, Colombia, en 1991, en donde se forma con grandes docentes en diversas áreas de la oncología y la radioterapia. Posteriormente labora en diferentes centros especializados en Colombia y en 1995 se vincula al Instituto Nacional de Cancerología, en donde adquiere gran experiencia en la ejecución de tratamientos.

1997. Culmina sus estudios de Física y Matemáticas en la Universidad Libre de Colombia. Posteriormente se vincula al ejercicio docente en Instituciones La Sallistas de Bogotá en diferentes niveles de formación, alternando con sus actividades en radioterapia.

2006. Obtiene su título de Especialista en Ciencias - Física de la Universidad Nacional de Colombia, en donde profundiza sus conocimientos en Física Radiológica.

2009. Se vincula como Instructor líder del programa Tecnología en radioterapia en el Centro de Formación de Talento Humano en Salud - Sena Distrito Capital, en donde su principal tarea fue formar y certificar al personal que laboraba en funciones de tecnólogos en radioterapia en Colombia y que por normatividad requerían un titulo que respaldara su actividad.

2010. Cursa el primer Diplomado en Protección Radiológica que se realiza en Colombia certificado por la Universidad Pedagógica y Tecnológica de Colombia.

2013. Culmina su Magíster en Física Médica de la Universidad Nacional de Colombia, realizando su práctica hospitalaria con profundización en radioterapia en el Centro de Control de Cáncer en Bogotá.

Es miembro de la Asociación Colombiana de Física Médica y Protección Radiológica. Actualmente labora en el grupo de Física Médica del Centro de Control de Cáncer, Clínica del Country en Bogotá, Colombia.

Centro de Control de Cáncer

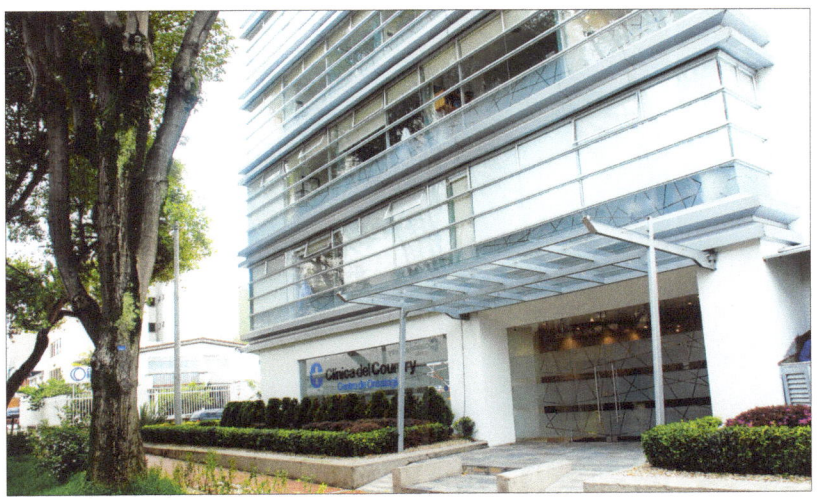

En 1995, un grupo de Oncólogos Radioterapeutas, forma la Sociedad CENTRO DE CONTROL DE CÁNCER con el objeto de poner a la disposición del sistema de salud la experiencia científica y su capacidad técnica para brindar a los usuarios una óptima atención Oncológica.

En 1998 el Centro decide adquirir los equipos más avanzados para poder prestar los servicios de radioterapia al nivel de los mejores centros del país.

Hoy en día el Centro de Control de Cáncer adicionalmente cuenta con los mejores equipos de teleterapia y braquiterapia instalados en amplias y modernas instalaciones, contando con tecnología de fusión de imágenes.

El objeto primordial del Centro es el desarrollo de la excelencia en el cuidado médico global del paciente, utilizando nuevas estrategias multidisciplinarias. Adicionalmente tiene como propósito servir y convertirse en centro de referencia para la innovación e implementación de nuevas técnicas en la planeación y administración de los tratamientos. Para tal fin a la fecha ha actualizado sus equipos tres veces.

Conscientes de la evolución de la radioterapia y de sus necesidades futuras, CENTRO DE CONTROL DE CANCER se ha preocupado por participar en la formación de Tecnólogos en radioterapia, de Enfermeros Oncólogos y de Físicos Médicos, así como en diferentes programas de oncología para médicos especialistas, con el objeto de formar el personal necesario para la práctica moderna de la radioterapia. Esto hace que la radioterapia ya no sea labor de una persona sino que ahora es manejada por un grupo multidisciplinario altamente especializado.

Equipos Centro de Control de Cáncer

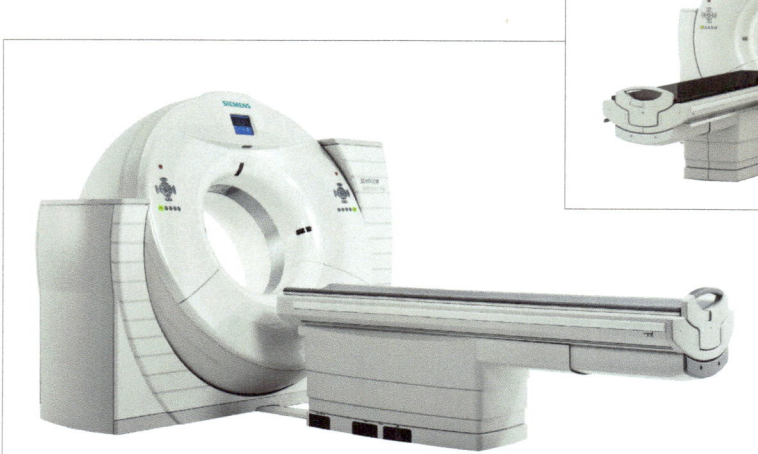

TC para
radioterapia
SOMATOM
Definition AS
Open de Siemens

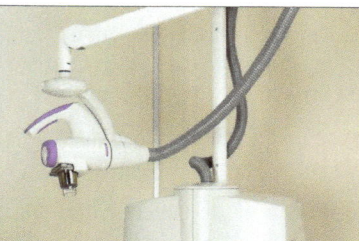

Unidad de RX
superficial
Xstrahl 100

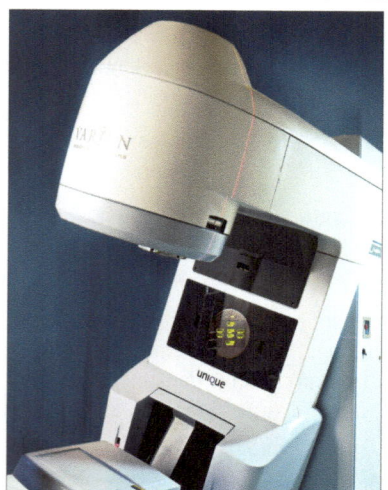

Acelerador Unique de Varian

Unidad de braquiterapia de alta tasa de
dosis MultiSource HDR afterloaċer de Bebig

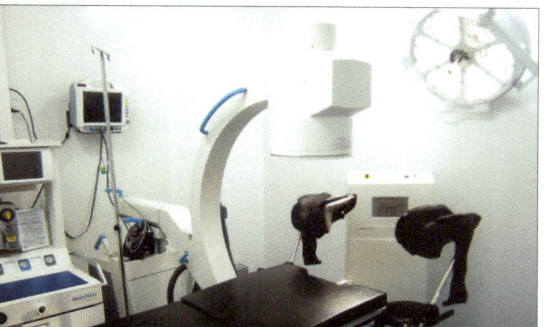

Unidad de Cobalto 60

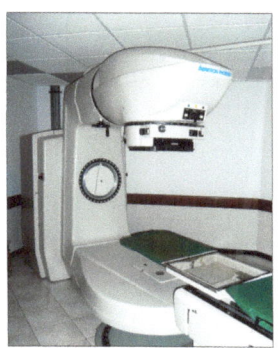

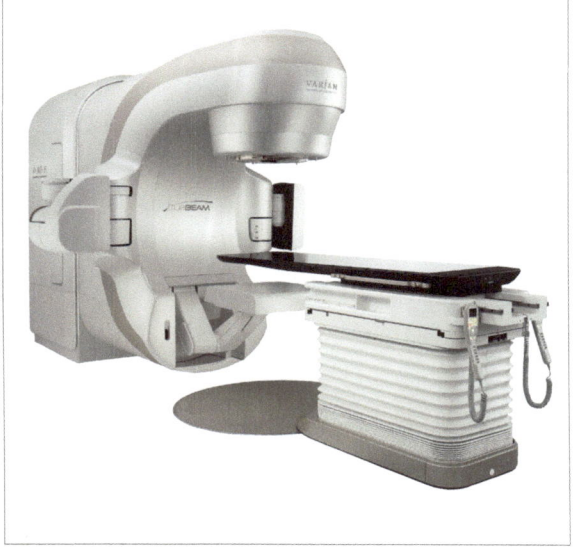

Acelerador True Beam STx de Varian

Izquierda y abajo
Aceleradores
Clinac 600 de Varian

Acelerador Clinac IX con plataforma
Trilogy, Gated RapidArc de Varian

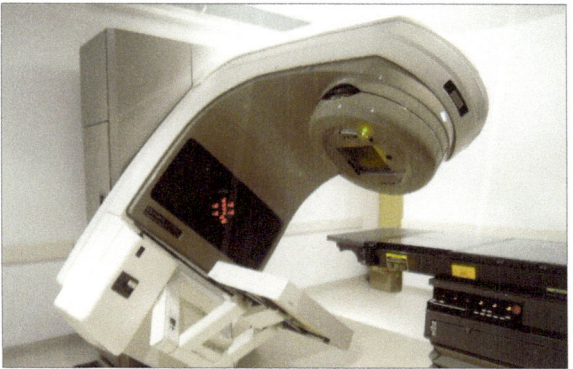

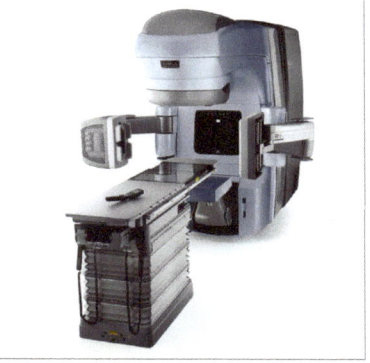

Notas

Notas

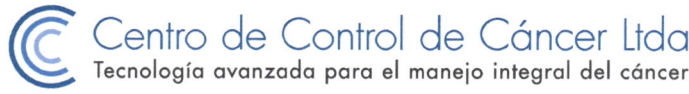

Centro de Control de Cáncer Ltda.
Dirección: Carrera 16A No. 83A - 11.
Teléfonos: (57 1) 618.54.17 - 618.54.18
Email: corteshelber@gmail.com
Bogotá, Colombia
www.centrodecontroldecancer.com